ねじ子の ぐっとくる 体のみかた

森皆ねじ子

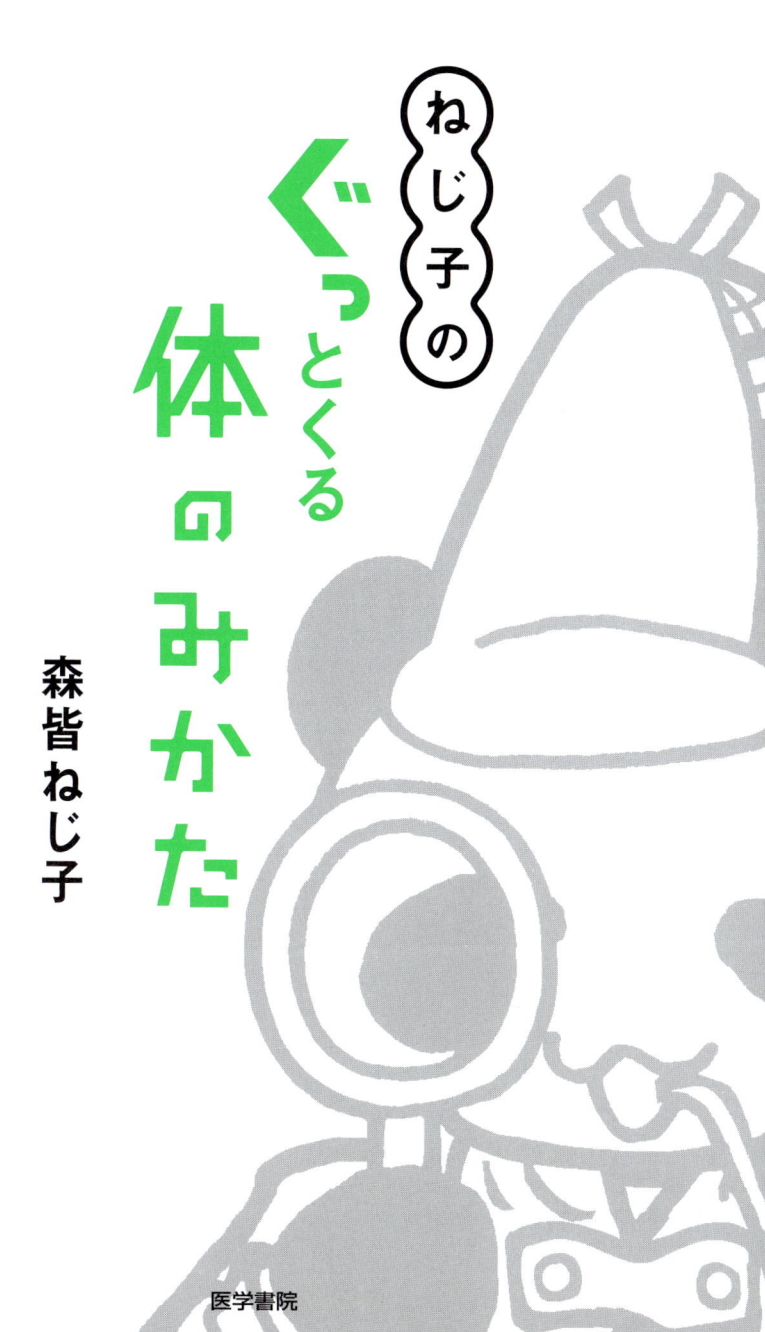

医学書院

ねじ子の ぐっとくる体のみかた

発　行　2013 年 8 月 1 日　第 1 版第 1 刷 ©
　　　　2019 年 3 月 15 日　第 1 版第 6 刷

著　者　森皆ねじ子
　　　　　もりみな　　こ
発行者　株式会社　医学書院
　　　　代表取締役　金原　俊
　　　　〒113-8719　東京都文京区本郷 1-28-23
　　　　電話　03-3817-5600（社内案内）

DTP　　アズワン

印刷・製本　アイワード

本書の複製権・翻訳権・上映権・譲渡権・貸与権・公衆送信権（送信可能化権を含む）は株式会社医学書院が保有します．

ISBN978-4-260-01771-8

本書を無断で複製する行為（複写，スキャン，デジタルデータ化など）は，「私的使用のための複製」など著作権法上の限られた例外を除き禁じられています．大学，病院，診療所，企業などにおいて，業務上使用する目的（診療，研究活動を含む）で上記の行為を行うことは，その使用範囲が内部的であっても，私的使用には該当せず，違法です．また私的使用に該当する場合であっても，代行業者等の第三者に依頼して上記の行為を行うことは違法となります．

JCOPY〈出版者著作権管理機構　委託出版物〉
本書の無断複製は著作権法上での例外を除き禁じられています．複製される場合は，そのつど事前に，出版者著作権管理機構（電話 03-5244-5088，FAX 03-5244-5089，info@jcopy.or.jp）の許諾を得てください．

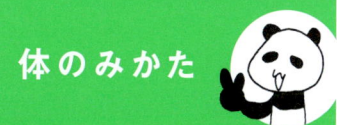
体のみかた

巻頭緒言

この本で使う
探偵ひみつ道具

☆キラーン
←医者のシンボルですが
これはあんまり
使いません
耳鼻科のセンセイくらい

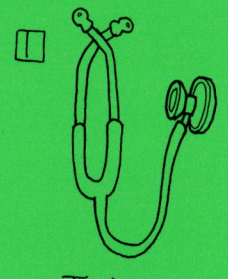
① 聴診器

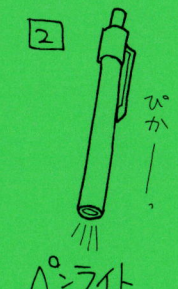
② ペンライト
ぴかーっ

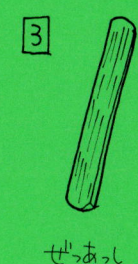
③ ぜつあっし
舌圧子

以上
3つ!!

はじめに

　みなさんこんにちは。森皆ねじ子です。今回の本は「体のみかた」です。患者さんの身体を見る方法です。太古の昔から続く、医療の基本とも言えます。医者のおまんまの種です。

　でも、体を「見る」ことは、誰にでもできます。毎日子供を注意深く見ているお母さんは、どんな医者よりも素早く正確に、子供の異変を見抜くことができます。自分の病気をよく勉強して自己管理なさっている患者さんは、医者よりもずっと敏感に自分の体の変化に気が付きます。では、より詳しく「見る」ためにはどうしたらいいのでしょうか？漫然と「見る」だけでは情報は増えません。ポイントをおさえて「観察」する必要があるのです。

　かの有名な名探偵シャーロック・ホームズは、『ボヘミアの醜聞』の中でワトソンとこんな会話をしています。

「君は見ているだけで、観察はしてないということさ。この違いは明らかなんだ。例えば君は、玄関からこの部屋への階段をしょっちゅう見ているだろう？」
「何度も見ているな」
「どのくらい？」
「そうだな、何百回と見てるよ」
「では、階段は何段あるかな？」
「何段かだって？　知らないな」
「それだよ。君は観察をしていないんだ。それでも、見てはいる。僕が言いたいのはそこさ。いいか、僕は階段が17段あることを知っている。僕は見た上で、観察もしているからさ」
（ねじ子超訳）

ホームズまではいかなくても、体を「観察」することは十分可能です。目と耳と手と体があれば、実は誰にだって可能なんです。医者じゃなくても、医療従事者じゃなくても、ポイントさえ押さえれば一般の方にだってできます。大切なのはポイントをしぼることと、ピントを合わせて見ることなのです。

　この本が、その「ポイント」をわかりやすくお伝えする一手段になることを願っています。

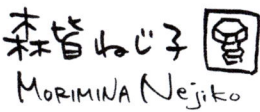

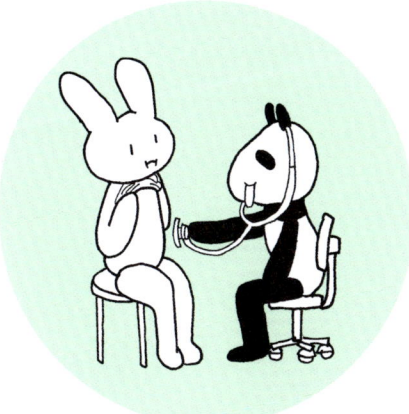

この本の取り扱い説明書

＊本書では、医者の医者たる所以である「診察」のお話をします。「診察」は、医師と歯科医師のためにあるコトバです。**「診察」でお金をもらっていいのは、医師と歯科医師だけ**。でも、患者さんの状態をよく見て、よく考えて、次にどうするか？を判断するのは、医者も看護師さんも介護士さんも救命救急士さんも、医療従事者ならば毎日必ず行っています。それどころか、熱を出した子供を看病する親も、お年寄りを介護する方々も、たくさんの子供の面倒を見る保育士さんや学校の先生も、「具合が悪くなった人」を看病するすべての人間が自然にとっている行動です。病人を見て、「ほうっておいても大丈夫だろう」とか、「市販の薬を飲ませよう」とか、「これは病院に連れて行こう」と判断したり、病気で苦しんでいる人を「どうにかしてあげたい」と思うとき、誰もが「診察」と「診断」をしている、と言っても過言ではありません。ただその診察のポイントが、専門職であれば**より正確になるだけ**です。

＊一般的な内科の外来であれば、とりあえず全身をざっと見て、はっきりした異常を見つけられればそれで十分です。専門医であれば、どんどん専門的なことを細かく見る必要が出てきます。皮膚科医であれば虫眼鏡やカメラを使って皮膚をどこまでも細かく見ますし、大腸肛門科であればケツの穴の奥の奥の奥まで見ます。病理医であれば、顕微鏡レベルまで臓器を観察して病気を見つけなくてはいけません。でも、全員の医者がそこまでできる必要も、やる必要もありません。どこをどこまで見るかは、その時その時の状況によって変わるのです。

＊そこで今回の本はまず、ねじ子が**「一般的な内科診察をする」**ことを念頭に置きました。**「一般的な内科に入院した時に、押さえておくべき身体所見」**を目標に書きます。もしくは**「研修医がひととおり、外来に来た患者さんを診る方法」**です。汎用性がもっとも高く、様々な状況にも対応できる診察ポイントを選びました。

＊内容は「研修医・医学生向け」っぽくなります。でも、決して難しい話ではありません。医者がやっていることを、他の医療従事者の皆さんは、適宜自分の病院のルールや慣習に置き換えて、理解・実践するようにして下さい。

＊このマンガは「右利きの人間」を前提に描かれています。これはねじ子が右利きであるゆえです。大変申し訳ありませんが、左利きの方はご自分の利き腕に合わせて考えてみてください。

＊医療の世界は江戸時代の武家社会よりも厳しい師弟制度です。この本に書いてあることとお勤め先の上司や先輩の意見が食い違っている場合は、迷わずご自分の所属する組織のやり方に従ってください。ねじ子は先達の知恵として「その場で一番偉い人の意見に従え。たとえ間違っていようとも」と君に伝えておきます。現場の偉い人の前には、この本の存在など風の前の塵のようなものです。ぴゅーっ。

＊この本のイラストで出てくる医療機器は、メーカーごとに使用法が若干異なります。ねじ子が病院で使ったことがあり、かつそこそこ日本でシェアを獲得している（と思われる）メーカーの機器を独断と偏見で紹介しています。実地の際は、それぞれのお勤め先で使用している医療機器の添付文書にきちんと従ってください。あとメーカーさんは、もし見てたら、自社のものだから or 自社のものじゃないからって怒らないでください。

＊本書を読んでいるあなたが、医療従事者でない場合、多くは「診察を受ける側」の気持ちで読んでいくことになると思います。本当はこれらの診察について、担当の医者や看護師が、診察室で丁寧に説明できればそれが一番なのでしょう。しかし、時間的制約もありますし、患者さんが聞きたいことをなかなか聞けない雰囲気であることも多いと思います。医療従事者からの説明を理解するための補助として、本書をお役立て下さい。おそらく、本書とはやり方が違った、あるいは、違う説明を受けた、という場合もたくさん起こりうると思いますが、それでも大丈夫です。**その病院で一番たくさんやっているやり方、その医者が一番慣れているやり方が、一番良いやり方です。**本書よりもより新しい、効果的なやり方である可能性もありますし、他にも、医者が一番慣れていて一番事故が起こりにくかったり、最も医療費が安くなったりするのです。手技には「これが決定版」というものはありません。一般的なやり方をマスターしたら、経験によって自分なり、病院なりの「いいやり方」ができてきます。ですから、本書と違うやり方だからと言って、それがすぐに「間違っている」などとは、決して思わないでください。医療に関しては、最近はインターネットなども普及していますが、それでも圧倒的に患者さん側の欲しい情報が足りていないと感じます。本書が「病院で何をされるかわからないことによる不安」を少しでも減らすことに、貢献できれば幸いです。

ねじ子のぐっとくる 体のみかた

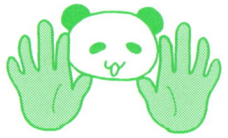

はじめに ………………………………………… 004
この本の取り扱い説明書 ……………………… 006
診察ってなんじゃらほい? ……………………… 010

体のみかた ……………………………………… 013
    体のみかた ………………………………… 014
    視診 ………………………………………… 016
    聴診 ………………………………………… 018
    打診 ………………………………………… 022
    触診 ………………………………………… 025

顔面のみかた …………………………………… 027
    顔のみかた ………………………………… 028
    目、眼のみかた …………………………… 029
    口のみかた ………………………………… 032
    コラム 瞳孔が開くとなぜ「死んだこと」になる?…… 038

頸(くび)のみかた ……………………………………… 041
    頸部のみかた ……………………………… 042
    甲状腺のみかた …………………………… 043
    首のリンパ節のみかた …………………… 047

頸動脈と頸静脈のみかた ……………………………… 053
　項部硬直 …………………………………………………… 057

胸のみかた …………………………………………… 063
　胸の表面 …………………………………………………… 064
　胸の打診 …………………………………………………… 066
　胸の触診 …………………………………………………… 067
　胸の聴診 …………………………………………………… 069
　心臓の音 …………………………………………………… 071
　肺（呼吸）の音 …………………………………………… 087
　乳のみかた ………………………………………………… 093

腹のみかた …………………………………………… 097
　腹のみかた ………………………………………………… 098
　腹部の視診 ………………………………………………… 099
　腹部の聴診 ………………………………………………… 101
　腹部の触診 ………………………………………………… 103
　肝臓のみかた ……………………………………………… 108
　腎臓のみかた ……………………………………………… 112
　虫垂炎 ……………………………………………………… 114
　直腸診 ……………………………………………………… 119
　手足のみかた ……………………………………………… 125

あとがき ………………………………………………………… 128
参考文献 ………………………………………………………… 130
索引 ……………………………………………………………… 131

ブックデザイン　橋本清香（ナルティス）

診察ってなんじゃらほい？

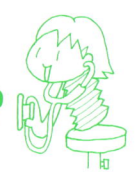

　かの有名なシャーロック・ホームズ探偵を生み出したコナン・ドイルは医者でした。眼科医として開業したものの、まったく客が来ず閑古鳥が鳴いている状況の中、ヒマを持て余して書き上げた小説が「シャーロック・ホームズ」シリーズだといいます。ホームズは、ドイルが医学生時代に師事していたジョセフ・ベル教授がモデルであると、ドイル自身は公言してます。名物教授であったベルは、病気の診断には観察力が何よりも重要だと説き、患者の外見や立ち振る舞いから、病名だけでなく、患者の職業・住所・家族構成までを瞬時に言い当て、学生だったドイルを驚かせました。前述の「ただ見る（see）だけではなく観察（observe）せよ」も、ベル博士の口癖の一つだったといいます。ドイルは彼をイメージして、客観的で鋭い観察眼から推理を積み上げていくホームズ像を作り上げました。その後、推理小説家としてすっかり有名になったドイルに対し、教授がこのような手紙を送っています。

「病気やけがに対する対処を学生に教える場合、まず最初に状況を正確に把握する方法を教えます。状況把握は、健康な状態とは異なる、病気による"ちょっとした"細かな点に対する正確で迅速な評価にかかっています。実際、学生はよく観察することを教えられます。訓練された観察眼が通常の問題、すなわち患者の過去や国籍、職業などをどれくらい発見することができるかを示すことが、学生に興味を持たせるために有効であることを、我々教師は気づきました。
　あなたが患者の過去の多くを一目で見抜いたと知れば、患者もこれからのあなたの治療能力に好印象を持つでしょう。初めて見ると驚きますが、実はきわめて簡単な方法なのです。
　例えば、顔つきを見れば国籍がわかりますし、アクセントで地域がわかる、また訓練された耳には州もだいたいわかります。ほぼすべての手仕事は、手の上にそのしるしを残しています。炭坑夫の傷跡は石切り工のそれとは違います。理髪師のまめはレンガ職人のものとは違うのです。靴職人と仕立て屋では全く異なります。
　陸軍と海軍では歩き方が違います。先月、自分は陸軍兵士だったという男に、本当は少年時代に船に乗っていたのでしょうと指摘しました。こういう例はキリがありません。手や腕の入れ墨は、彼らの航海を物語ります。成功した移民の人の時計の鎖についている装飾を見れば、どこで富を得たかがわかるでしょう。不法移民のニュージーランド人は、モフール金貨《訳者注：1899年まで流通したインドの金貨》を持ちませんし、インド人の鉄道技術者はマオリ石を持っていません。いつでも正確にこのような考え方をすることができれば、患者の国籍や社会的立場、そして病状を、患者が診療室に

入ってきたと同時に知ることができるのです。」
(ストランド・マガジン1892年8月号より。訳はhttp://homepage2.nifty.com/shworld/03h_s_paget/vol.4/day_with_acd/acd_1.html#Anchor-47857 より転載、居眠 狂四郎 さん訳)

　これはそのまま、ホームズの名探偵ぶりに結びつきますし、医者が「病気を診断する」ために必要な観察眼をよく表しています。

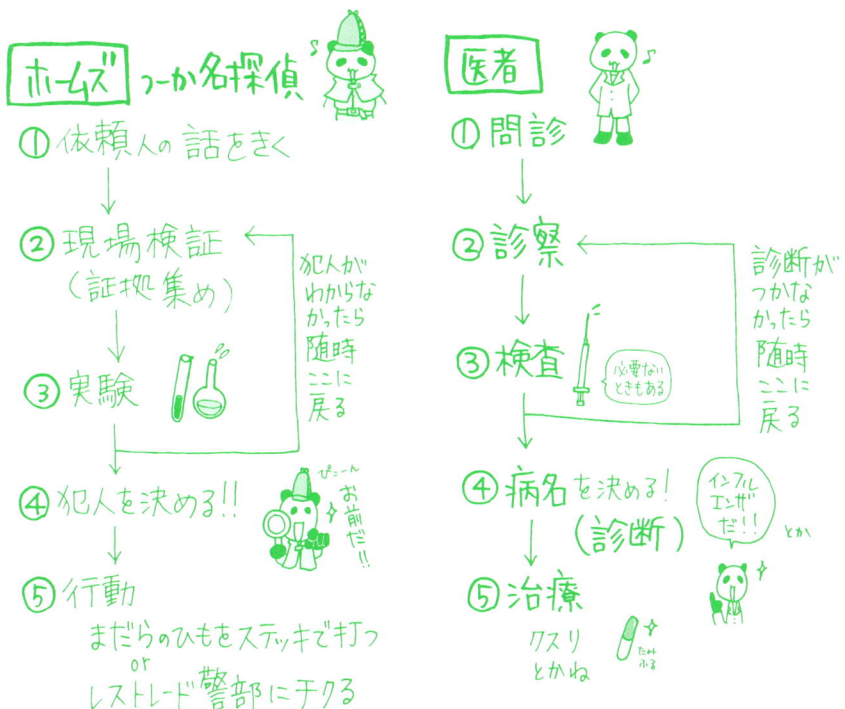

　まず、**①依頼人もとい患者の訴えを聞く**。聞き足さなければいけないことは、慎重に聞き出す（もちろん依頼人が嘘を言っている可能性もある）。医者の世界ではこれを**「問診」**と呼びます。自分の利益のために患者さんが嘘をつくことがある、という点も全く同じです。
　そこから、**②現場で証拠集め**を開始します。証拠集めにおいて重要なのは、それが「客観的な」事実であることです。患者さんの主観ではありません。依頼人の希望でもありません。医者の願望でもありません。客観的な事実のみを、積み重ねます。これを医者の世界では**「診察」**と言います。

つづく

必要であれば、③**科学的な「検査」**もします。ホームズもよく化学実験をしていますね。ヘモグロビンのみに反応して沈殿する試薬を自分で作りだし、コートに付いた茶色のシミが血痕か否かを検査したりしています。医者の場合は、採血だのレントゲンだの心電図だのの、検査です。

　そして集めた客観的事実を元に、④**犯人を推理し、断定します**。医者の場合は**「病名」**を断定します。これを「診断」と言います。

　そして自分の推理が正しいことを確信できたら、それを証明するために、⑤**行動を起こします**。ホームズの場合、それはまだらの紐をステッキで打つことです。医者の場合は、診断が正しいと確信がもてたら、診断に合った**「治療」**を行います。

　この5つの過程が、病室で行われている医者の仕事のすべてです。推理小説の探偵の仕事に、そのまま当てはまります。途中、上手くいかなくなったら、最初の現場に戻る――医者の場合は患者さんの診察に戻る――のも、まるで同じです。

　この本で扱う「診察」は、探偵で言えば②犯行現場での証拠集め　ということになります。殺害現場と同じく、身体所見は、時間が経つとどんどん変わっていってしまいます。最初の状態は、どんどん失われ、変わっていってしまうのです。すぐにでも証拠＝所見を集めに行かなくてはいけません。必ず体を見ましょう、さわりましょう。

　そして探偵たるもの、何度でも現場に足を運ばなければなりません。患者さんの体を何度でも見ましょう、さわりましょう。お腹を押しましょう、胸の音を聴きましょう。足を使うことを面倒くさがっていては、良い探偵になれませんよ。

**「理想的な探偵に必須の条件は、
　　　　観察力、推理力、そして幅広く正確な知識だ。」**

体のみかた 01

体（からだ）の
みかた

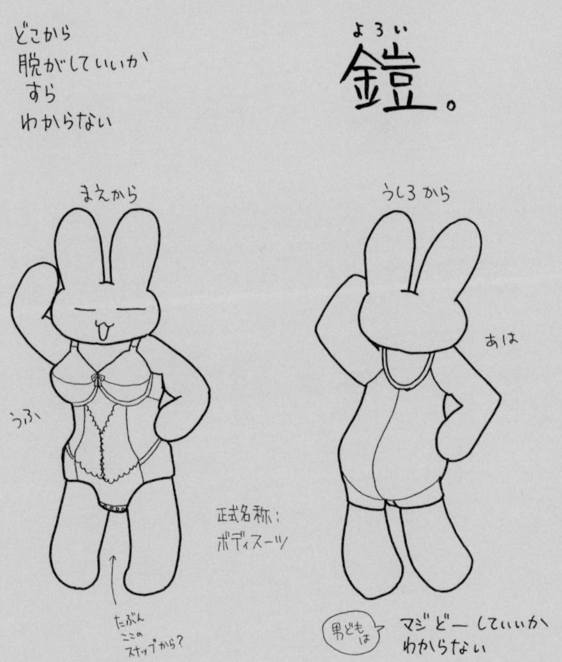

どこから
脱がしていいか
すら
わからない

よろい
鎧。

まえから

うふ

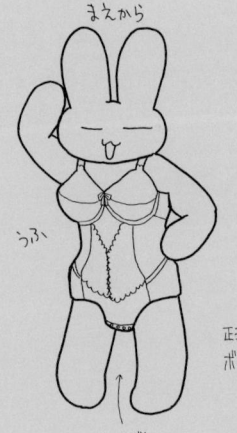

正式名称；
ボディスーツ

たぶん
ここの
スナップから？

うしろから

あは

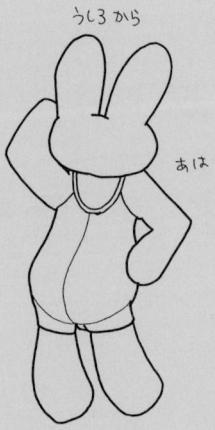

男ども
は　マジどーしていいか
わからない

体のみかた

患者さんは、口では色々なことを言います。あそこが痛い、ここが痛い、ひどくつらい目にあった、さっきまでは痛かったのに病院へ来たら治っちゃいました(よくあること)、どうにかしてくれ、死んじゃう……と。多くは本当のことでしょう。それを疑うつもりはありません。しかし、どの程度痛みやつらさを「表現しているか」は、人それぞれであり実に様々です。病気の「**真の重症度**」とは決して比例しません。蚊が刺しただけでも上を下への大騒ぎする人もいれば、骨折して眉一つ動かさずに平然としている人もいます。自覚症状や本人の訴えだけで病気の重さを決めていたら、正しい診断に辿り着くことはできません。また、悲しいことに、嘘の症状を言う人や病気を作り上げる人も、少ないながら存在します。

そんな輩に騙されるわけにはいきません。

医学は科学です。科学である以上、実際に見える証拠をつかみ、積み重ね、それをもとに推理しなくてはなりません。そのための古典的な「証拠集め」の方法のキモを、これからやっていきましょう。

まずは全身をざっと見る方法をマスターしましょう。そして次第に、ヤバそうなところは重点的に、大丈夫そうなところはさっと流して見る「**取捨選択**」ができるようになりましょう。なんせ外来はいつも混んでいて、診察の時間はいつも限られていますから。そのために必要なテクニック・五感の使い方を紹介していきます。

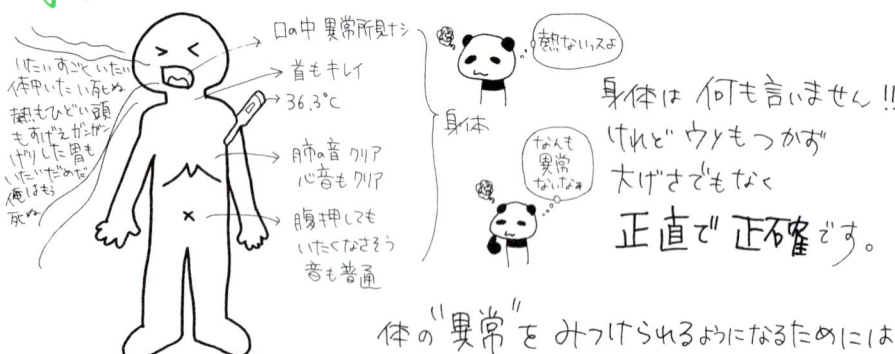

五感を研ぎ澄まして**みて、きいて、さわる**〜そして**カルテに書く!!**

（どんどん変わっていく＆なくなっていく情報なので「今」の状態を必ず記載しておくこと!!）これを**身体所見**をとると言います。身体(カラダ)の出してる情報(メッセージ)を受信するのだ!!

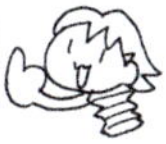

❀ 五感を研ぎ澄ませ!!

〜五感の使い方〜

- 👁 視覚 → 大事!! **視診** とにかく見る！患部は必ず見る!! 何度でも見る!!患者の一挙手一投足を見逃すな!!
- 👂 聴覚 → 大事! **聴診** かの有名な聴診器を使います
- ✋ 触覚 → 大事!! **触診** とにかくさわれ！押せ！押してもダメなら引いてみろ!!
- 👃 嗅覚 → あまり使いません ・アルコール飲んでる とか ・タバコ吸ってる とか ・緑膿菌の独特のニオイ とかで役立つことはあります
- 👅 味覚 → まったく使いません （検査もない緊急時に尿をなめて→甘い!!→糖尿病だ!! ……っていう武勇伝もありますが……正直やりたくねー）

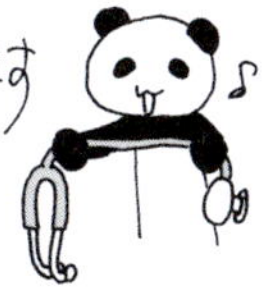

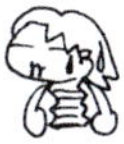

上の3つプラス、**トントンとたたいてみる 打診**

この4つが基本的な診察の手技です。

❀ 診察は上から順にみろ。(カラダ)

どんなに急いでいても、どんなに忙しくても、上から順に**順番を決めて流れの通りに**やりましょう。 （そうしないと必ず手抜けやcheckし忘れが出ます）

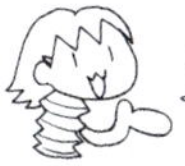

上から順のおーざっぱな **Check Point** は次ページ〜

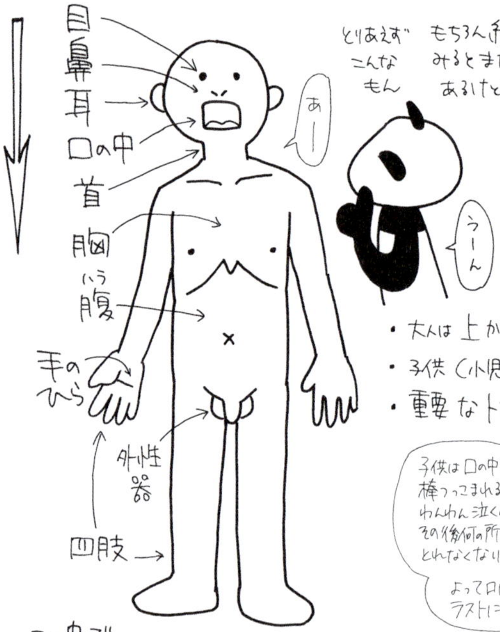

| 体のみかた | 顔面のみかた | 頸のみかた | 胸のみかた | 腹のみかた |

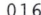

目
鼻
耳
口の中
首
胸
腹
手のひら
外性器
四肢

とりあえずこんなもん
もちろん細かくみるとまだまだあるけどさ
あー
うーん

※もちろん 順番は 別に 上からじゃなくても OK.

<u>自分なりの一本道</u>があれば良い。
それを 迷いなく 正確にできれば いいのだ！

- 大人は 上から 頭(口)→首→胸→腹、で順番が多い
- 子供 (小児科のセンセイ) は 胸の音→腹→ラストに口の中
- 重要な トコロを いきなり 見ることも たくさんあります。

何でも 良いのよ。

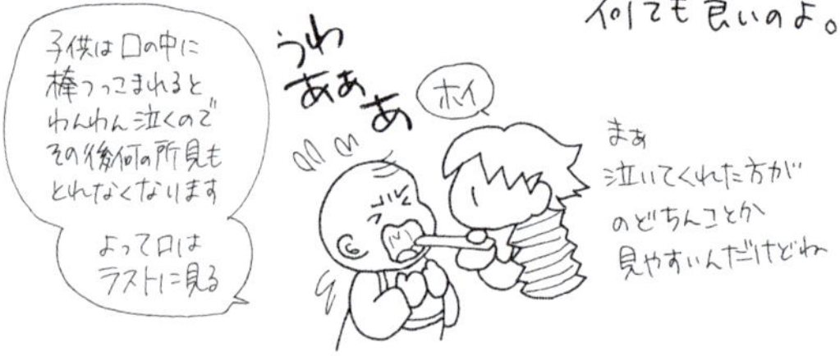

子供は口の中に棒っつっこまれるとわんわん泣くのでその後何の所見もとれなくなりますよって口はラストに見る

うわああ
ホイ
まあ 泣いてくれた方が のどちんことか 見やすいんだけどね

この中で、
患者さんにとって { 重要じゃない / 大丈夫そうな } トコロは **適当にはしょって**いきます。
逆に **診断や治療にすごく重要そうなトコロ** は 何度でも 詳しく じっくり 時間をかけてみましょう。

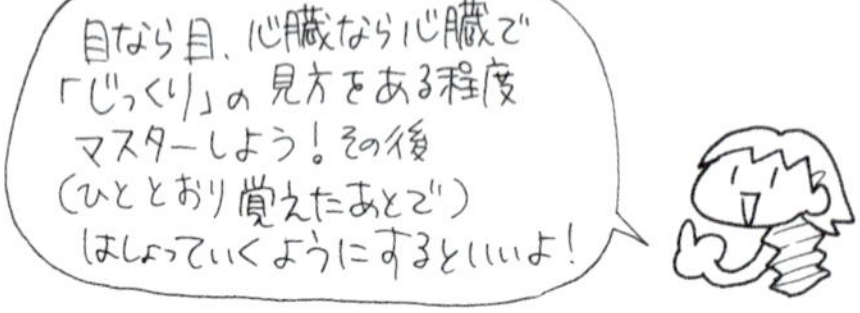

目なら目、心臓なら心臓で「じっくり」の見方をある程度マスターしよう！ その後 (ひととおり覚えたあとで) はしょっていくようにするといいよ！

※ 視診(ししん)。

① 入室 のしかたから もう見ましょう

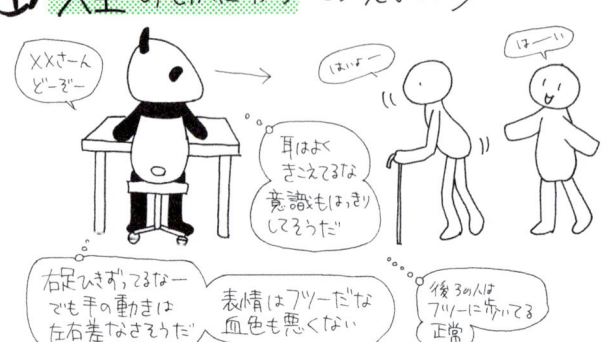

XXさんどーぞー
はいよー
はーい
耳はよくきこえてるな意識もはっきりしてるそうだ
右足ひきずってるなーでも手の動きは左右差なさそうだ
表情はフツーだな血色も悪くない
後ろの人はフツーに歩いてる正常

患者さんが入ってくる 歩き方、表情を 見るだけで 病名をあてることだって 可能です

ねじ子のぐっとくる体のみかた 017

② めんどうがらずに 必ず!! 脱がせろ!! 皮膚表面を見よう!!

「何言ってんだよ当たり前だろ〜」とか思うかもしれないけど、患者さんの服脱がせるのって本っ当にめんどくさいんだよーー◎◎

特に急いでる外来の時とかさー◎◎

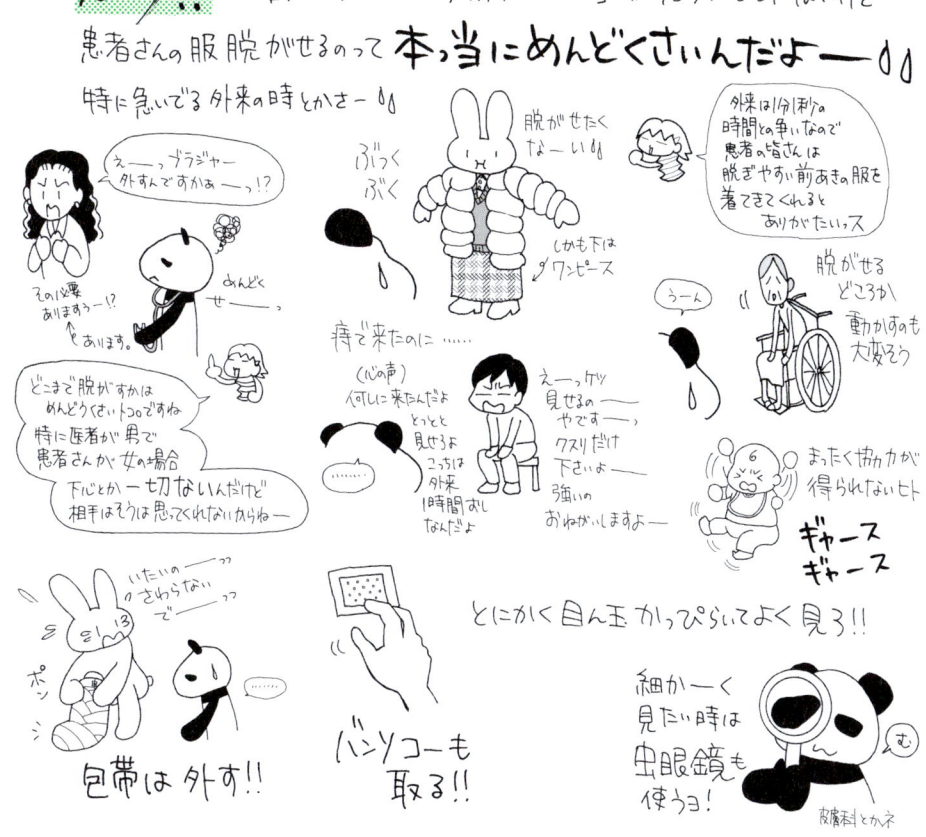

③ くり返し何度でも みる!!

昨日みたし……とか言って めんどくさがらない。変わってるかもしれないでしょ!!

- すげえ良くなってて「もう医者いらないじゃーん♡」ってなるかもしんないし。
- すげえ悪くなってて「見なきゃ良かった…治療法まちがったかも……」ってなるかもしんないでしょ!!

⇨ そしてそれを カルテに書こう。

くり返しみる。っていうのは 全ての身体所見のキホンです

そしてそのたびにカルテに書く!

聴診(ちょうしん)と言えば聴診器(ちょうしんき)。

これは**買いましょう。**医療従事者をやるなら、人生で少なくとも1個は必要です。

ねじ子オススメはコレくらいのやつ

◎ Littmann製で2～3万円くらい
楽天なら1万円

聴診器にマスコットつけてもいいです
こんなんでも子供の気をひくためにマジ便利!!!

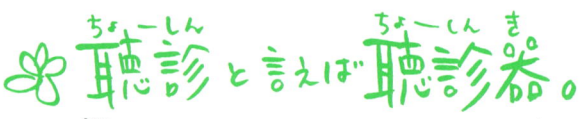

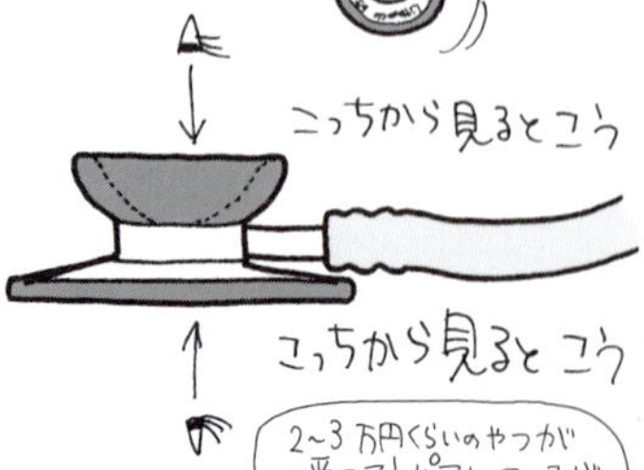

→膜なし **ベル型**

→うすい膜がはってある **膜型**

気分的には、高いものの方がよく聴こえますけど……

◎ 血圧計についてるやつ

血圧の測定にはいいですけどイマイチ聴こえが悪く、胸の音を聴くには適してません。

胸の音を聴きたい人はワンランク上を買おう!

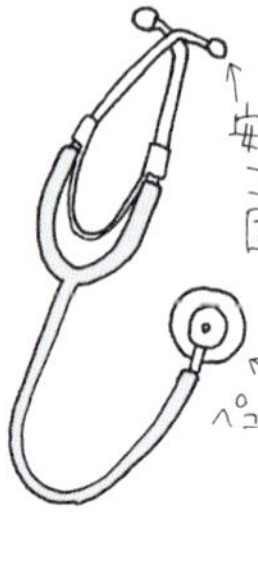

◎ 昔はこんなだった

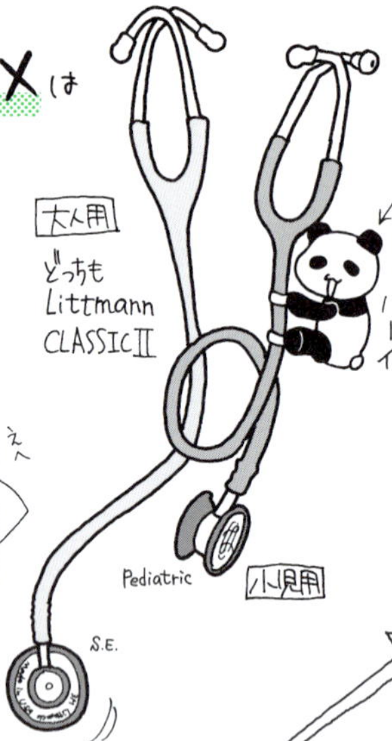

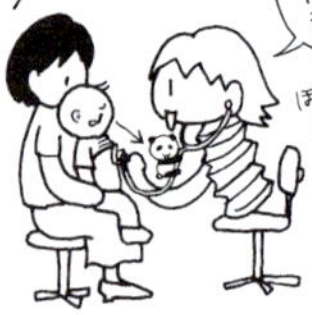

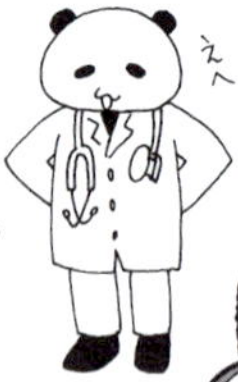

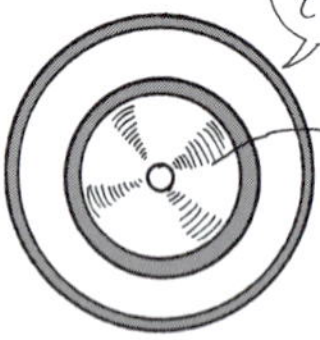

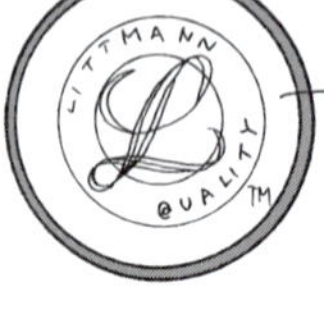

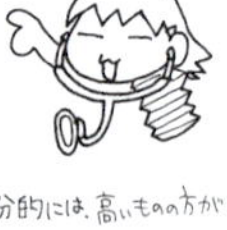

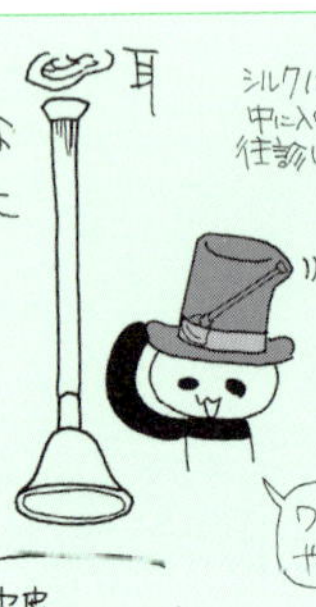

ねじ子のぐっとくる体のみかた 019

ちょーしんきのしくみ。

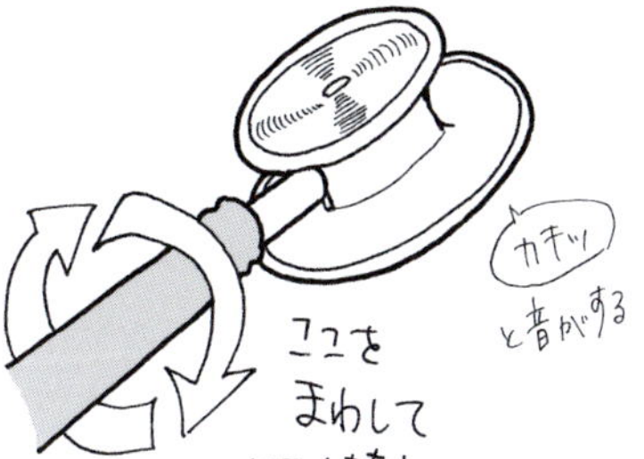

こっちの穴とじてたら **膜型**で聴こえる

こっちで穴あいてたら **ベル型**で聴こえる

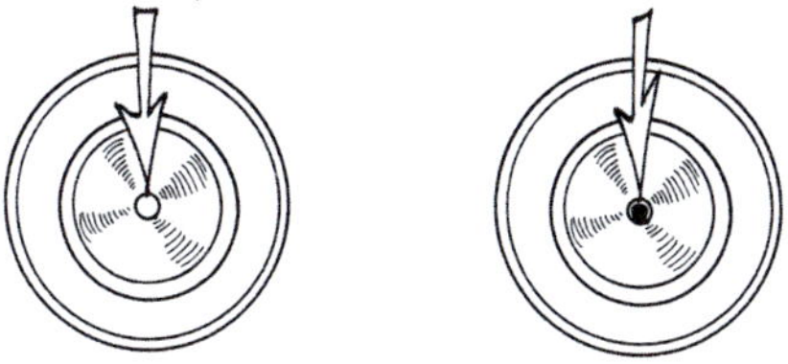

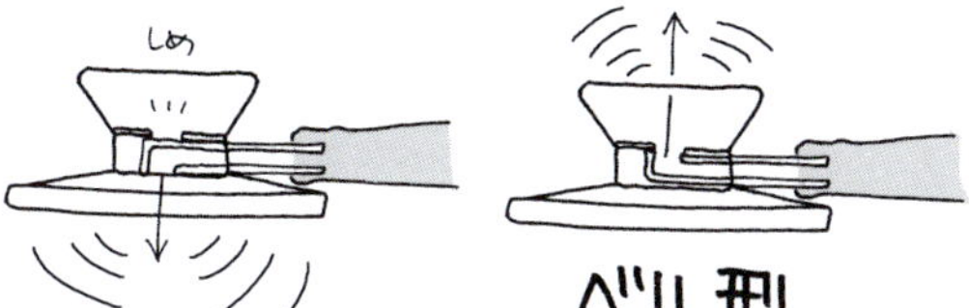

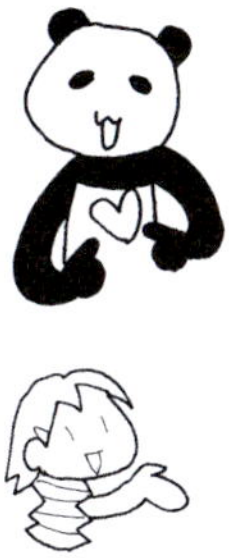

ココをまわして切り替え

カチッと音がする

まぁそんなこと言ってもよくわからないので 心音で変な感じがしたら ベル型でもcheckしようって思ってください♡

膜型 高い音が得意 っていうか普通こっち使う

たいていこっち使って

ベル型 ウーハーのきいた 低い音が得意

心臓の
・Ⅲ音＆Ⅳ音
・拡張期ランブル
をよーく聴きたいときはこっちを使おう

ベル型と膜型をカチャカチャ切り替えなくていい **一体型**もあります

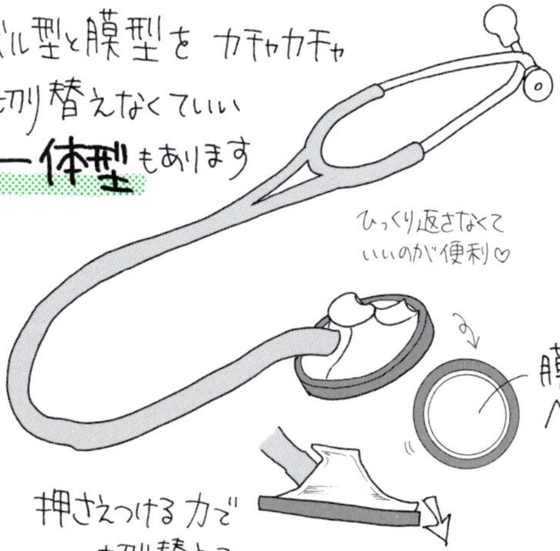

ひっくり返さなくていいのが便利♡

Littmann Master Cardiology 楽天で3万円くらい

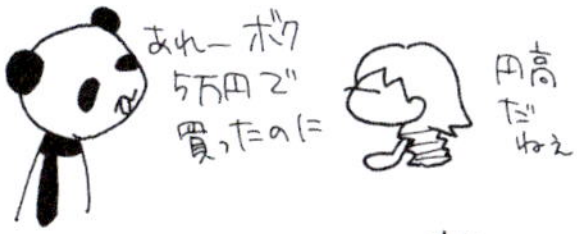

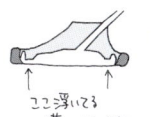
あれーボク5万円で買ったのに

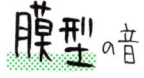
円高だねぇ

※ちなみに金メッキ製もあるョ！

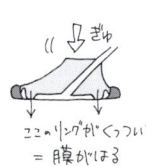
成金趣味で買ってしまいがちですが性能に差はありません。アメリカのAmazonで$270 思ったより安いネ！

膜がちょっとベコベコしてて

押さえつける力で切り替える

やさしく押すと **ベル型**の音
ここ浮いてる＝膜がはってない

ぎゅーっと押さえつけると **膜型**の音
ここリングがくっついて＝膜がはる

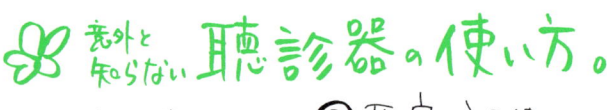

意外と知らない聴診器の使い方。

① 聴診器は上から見るとユーユーカタチをしています

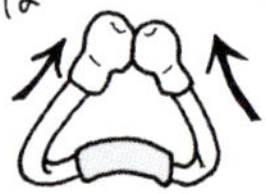

② 耳の穴の入口は前向きなので

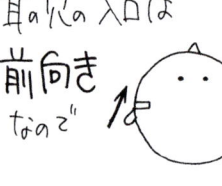
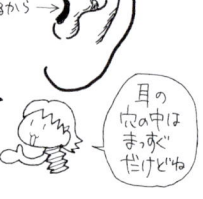

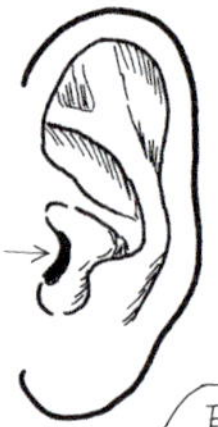

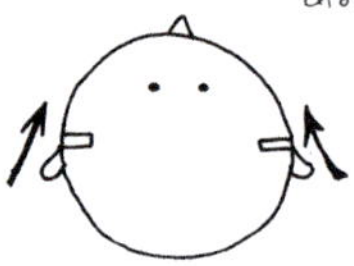

耳の穴の中はまっすぐだけどね

③ 後ろからさそう!!

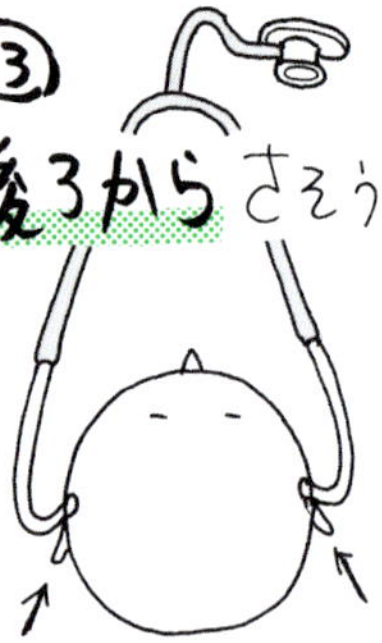

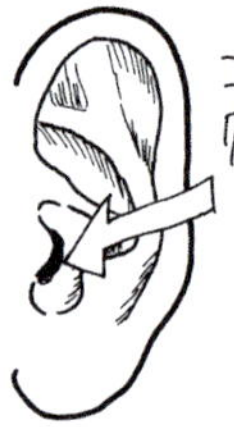

この方向で穴に入れる

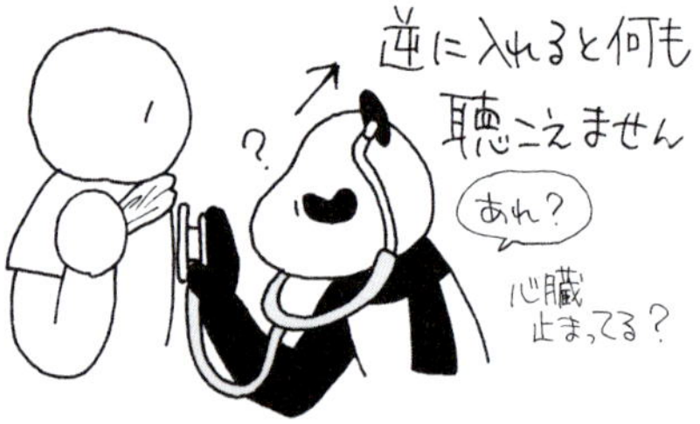

逆に入れると何も聴こえません
あれ？ 心臓止まってる？

④ 聴診器は外気にあたってるので冷えてます

胸や腹は直前まで衣服におおわれているので、いきなり聴診器あてられると **ひゃっ!! つめたっ!!** となります

⇨ 手でちょっと温めてから もしもししましょう

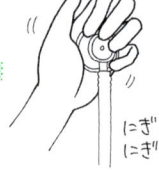
にぎにぎ

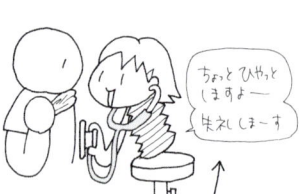

ちょっとひやっとしますよー 失礼しまーす

これを言うとなお親切

上手く聴こえない…… 聴診器こわれた??

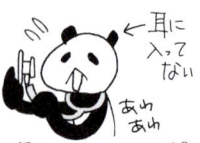

耳に入ってない

あーあー

高かったのに——

聴診器はめったなことでは壊れません たいてい こっちの単純ミスです

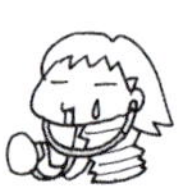

ねじ子のぐっとくる体のみかた **021**

とりあえず **指でポンポン** してみて下さい

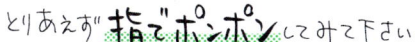
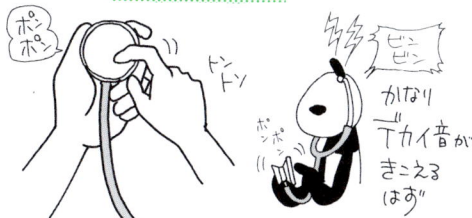
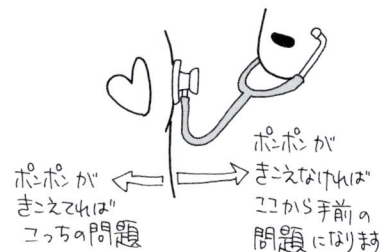

よくある
ミス(1) 耳にうまく入ってない

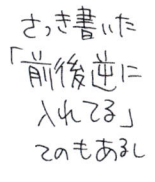
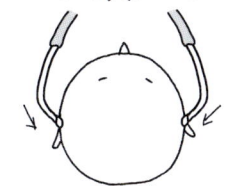
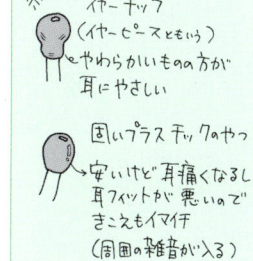

さっき書いた
「前後逆に入れてる」
てのもあるし

イヤーチップと耳の接触がイマイチとか

よくある
ミス(2) ベル型/膜型 を逆にしている 〜一番多い

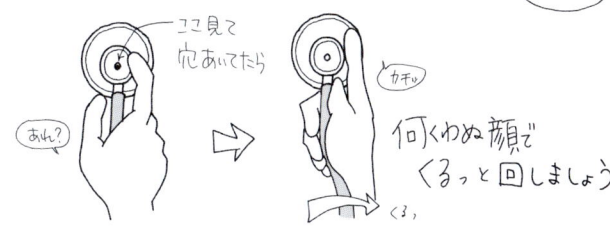

何くわぬ顔でくるっと回しましょう

よくある
ミス(3) 肌との接触 が悪い　あばら骨が浮くほどやせてる人

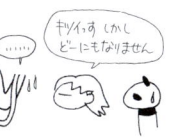

よくある
ミス(4) 聴く場所 が見当はずれ
　　　　血圧の測定でありがち

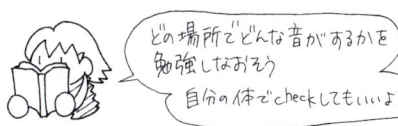

どの場所でどんな音がするかを勉強しなおそう
自分の体でcheckしてもいいよ！

よくある
ミス(5) チューブが割れてる (p127参照)

よくある　ここまで大丈夫で
ミス(6) ホントに何も聴こえなかったら、そりゃー なんか異常かもね

✿打診 たたこう!!トントン

壁の中に柱のある場所を大工さんが
たたいて同定するのと原理は同じ。
3〜4cm奥までならなんとなくわかるヨ！

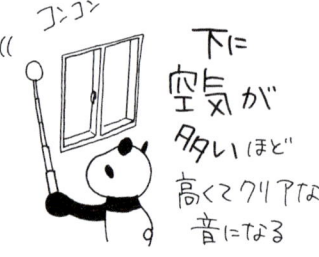
コンコン
下に空気が多いほど高くてクリアな音になる

✿トントンのやり方。

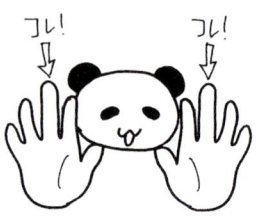
コレ！ コレ！

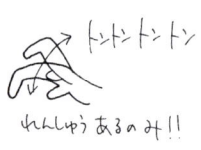
トントントン
れんしゅう あるのみ!!

① 中指どうしでたたきます

② 左手の中指を
ぺったり患者さんの体に
くっつける 3ポイント↓
浮いてるといい音が出ません
必ずぺったり
左｜患者さん｜ここまではつける

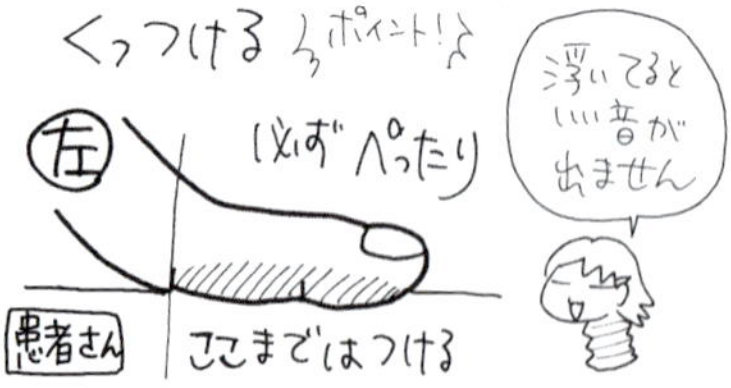

③ 右手は こんなポーズ!!
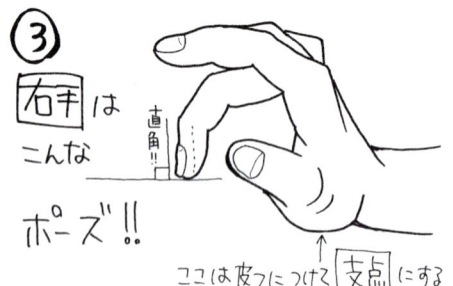
直角!!
ここは皮ふにつけて 支点にする

④ 第一関節(正確に言うとDIP関節)の上を
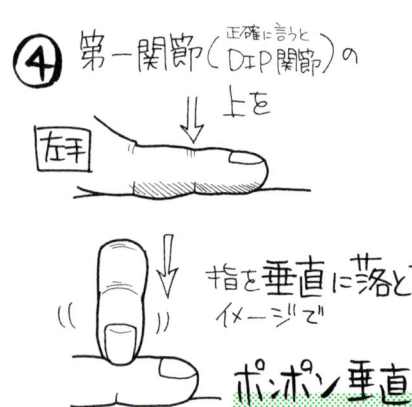
左手
指を垂直に落とすイメージで
ポンポン垂直にたたく

⑤ すばやくトントンしましょう
垂直に打ち落として
すばやく上げる感じ
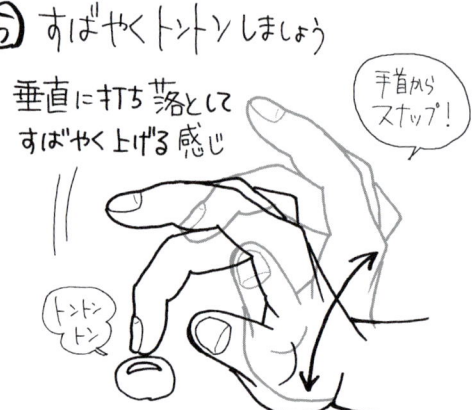
手首からスナップ！
トントントン

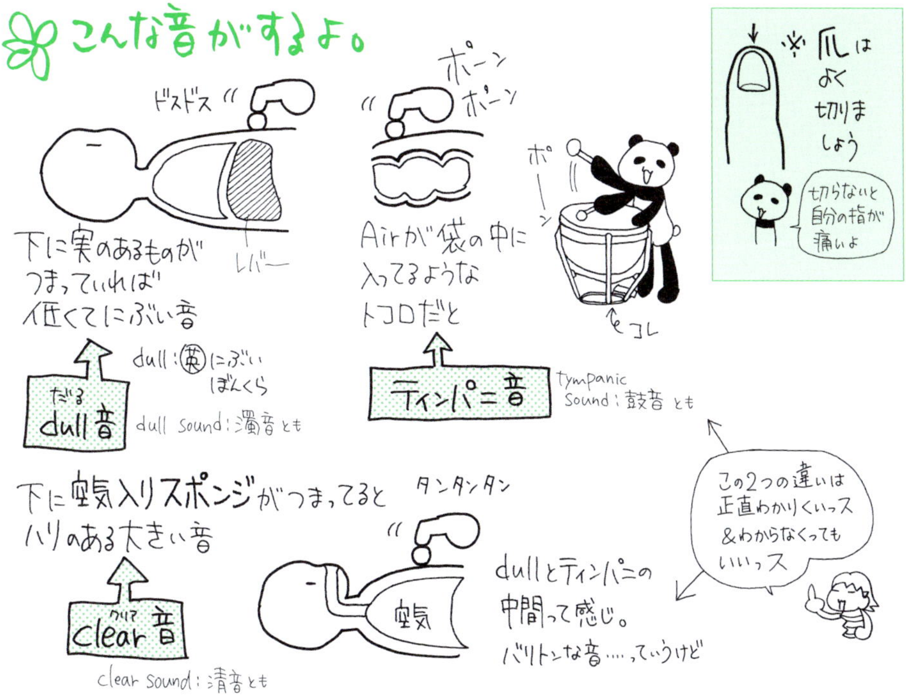

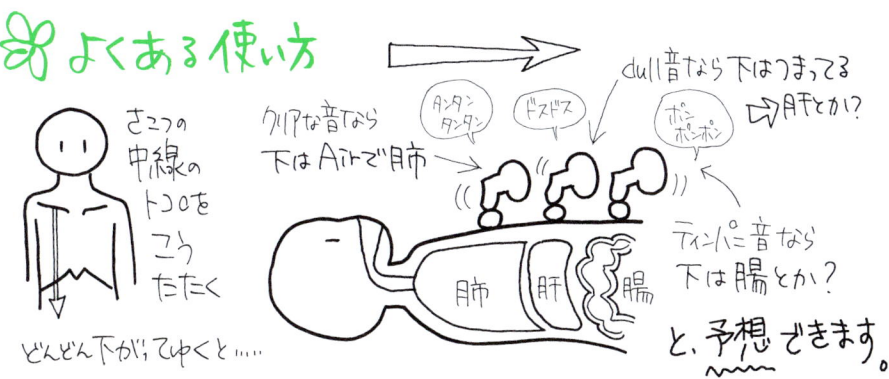

⇨ 昔は知るよしもなかった**胸の中の奥深く**も**お腹の中の奥深く**も カンタンに見られるようになりました。
よって打診の必要性は減ってきています。**でも！**

- レントゲンがない施設
- レントゲンやCTがあっても、それらの動いてない時間（夜中・休日とか）
- 検査がしづらい人達（小児／妊婦／金がなくて拒否／すごい太っててCTに入らない、透析やってる最中など）
- 時間があまりない状況
- 災害時（検査とか全部ぶっとんでる状況）
- 実家で家族に「ちょっとみてよ」と言われた時

には 超・有効です。

普段の診療でも……

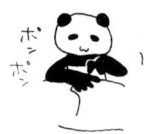
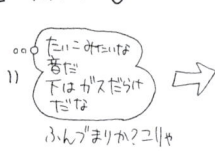
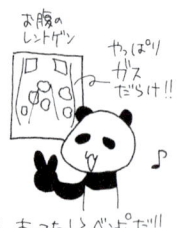

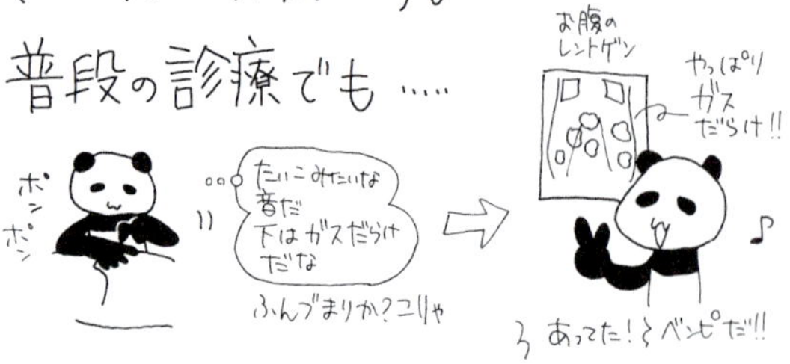

打診をしたあとに画像を見れば
それが「答えあわせ」になりますョ！
診察力もUPだ！

✿ 実際は、ゼロからの推理ではありません

患者さんの話をきいて、
例えば「心不全かな？」と思ったら
「肺に水がたまってるんじゃない？」
「心臓でかいんじゃないか？」とか
思いながら打診します。

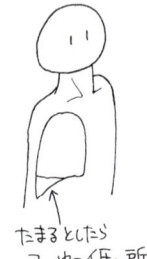
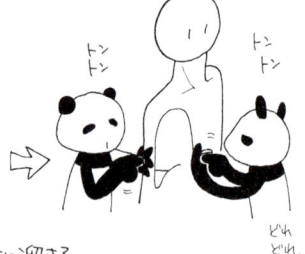

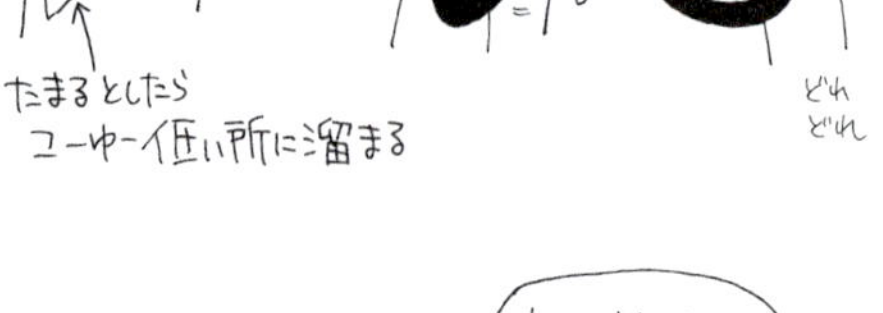

「肝臓が悪いかな？」と思ったら

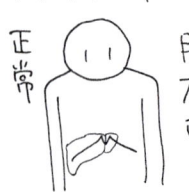
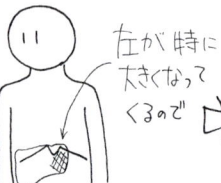
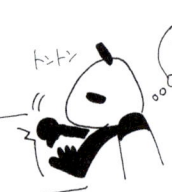

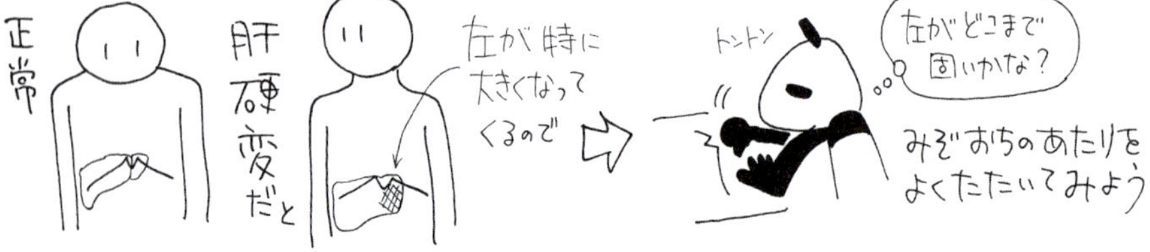

みぞおちのあたりをよくたたいてみよう

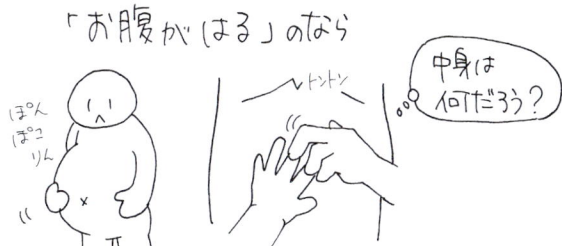

「お腹がはる」のなら

中身は何だろう？

ティンパニ音がしたら
下は腸管ガス（よーするにオナラ）だろうし

ティンパニ音しなかったら
水が溜まってるかもしくないし

このよーに ある程度の"あたり"がついていると、正確で**意味のある**所見がとれるよーになります。そもそも 全身 ひんむいて あてずっぽうに さわりまくる & たたきまくるわけにはいかないしね。ある程度の「目標」は大事。部屋の探しものと同じっすよ。

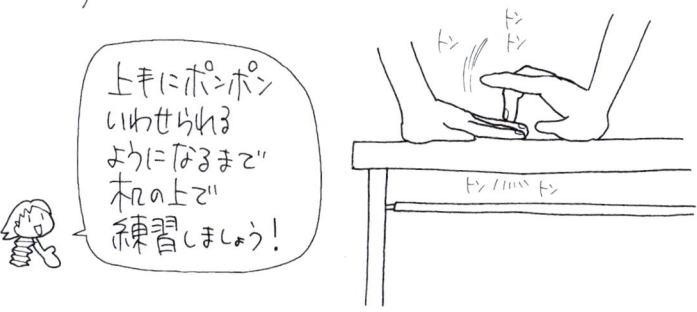

上手にポンポンいわせられるようになるまで机の上で練習しましょう！

✿ 触診 （しょくしん）

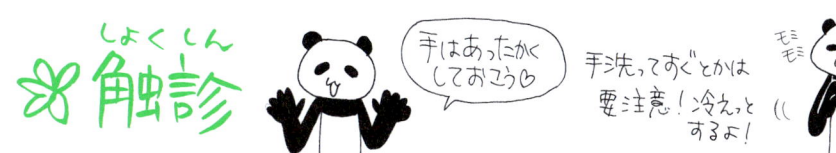

手はあったかくしておこう

手洗ってすぐとかは要注意！冷えっとするよ！

さわる。押す。つまむ。指をつっこむ。はさむ。両手を使う。

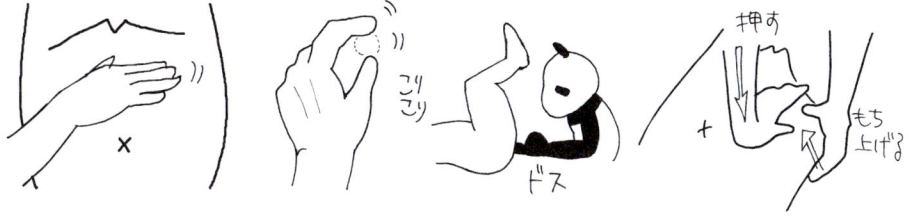

いろいろあります。心のおもむくままにさわりましょう。特にルールはありません

全身をくまなくさわるわけにはいかないので、大事なのは **ポイントをしぼること**
その人に必要な診察だけを見極めて、やろう。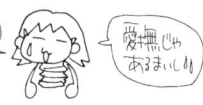

❀ 痛いトコロは いきなりさわらない！！

まわりの筋肉が緊張しちゃってその後の所見がとりづらくなる & 下手すると所見変わっちゃうこともアリ。患者さんも怖がるしネ。

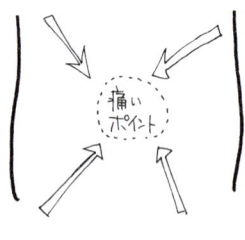

周りから **やさしく** さわりましょう。

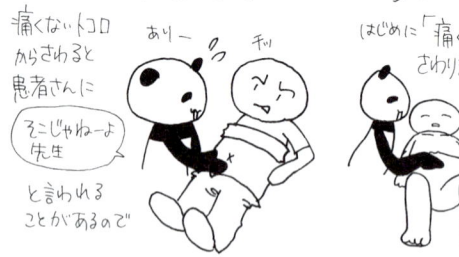

基本的にどんな手技でも検査でも何でも **医療行為** っつーのは
痛くない & ダメージの少ない もんからやっていくものなので
診察に関しても
ダメージの少なそうな順に

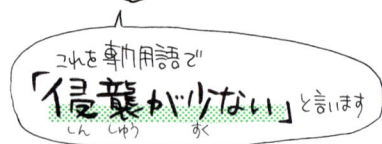

視診 → 聴診 → 触診 or 打診 …… とやっていくのがキホンです
ただみる　きく　　　さわる　　たたく

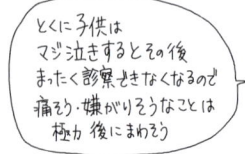
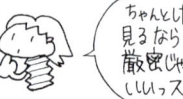

体のみかた 02

顔面(がんめん)のみかた

先輩や他の科のセンセイが書いた
カルテを盗み見ましょう

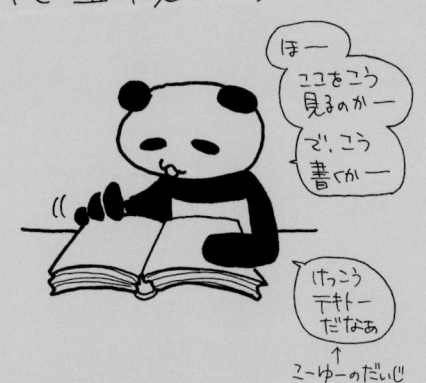

ほー
ここをこう
見るのかー
で、こう
書くのかー

けっこう
テキトー
だなあ
↑
こーゆーのだいじ

その科の
check pointが
てっとりばやくわかります

| 体のみかた | 顔面のみかた | 頸のみかた | 胸のみかた | 腹のみかた |

顔面のみかた

身 体所見は上からとっていくと、間違いもなく、見落としも少ないと、先ほど書きました。と、いうわけでまずは「顔」から見ていくことにしましょう。

漫然と「見ろ」と言われても、正直よくわからないと思います。診察方法の本もいっぱいあるし、見ることも、見ようと思えば無限にありそうです。でも最初っからそれを全部診ようとしたら途方に暮れちゃいます。まずはポイントを絞りましょう。実は、カルテに書くのはこれだけでOKです。

```
眼瞼結膜：貧血（－）
眼球結膜：黄染（－）
瞳孔：4/4, +/+
口腔：n.p.
```

以上が「正常」の頭部の所見です。まずはこれがわかるようになりましょう。そう、実は**見るべき項目は4つ**しかありません。場所も、**目と口**だけです。簡単でしょ。ちなみに n.p. ってのは、nothing particular の略で、「特に記載事項はない」っていう意味です。つまりは「問題なし」「普通だった」「前見たときと変わりねーや」ってことです。長期入院の患者さんの場合、「ちょっとなにこの分厚いカルテー！読むの大変ー！！」…と思いきや、その大半は n.p. と do だったりします。日本のカルテで一番使われている略語と言えましょう。（do ってのは「前回と同じ治療をやったよ！」っていう意味です）

もちろん、貴方が眼科なら、目の中のもっと細かいところを診なくてはいけません。耳鼻科なら、もっとずっと細かく口の中を診ているだろうし、そのためのいろんな道具も手元にあるでしょう。でも、専門家でない人間がそれをできる必要はありません。そのための器具やメカも、普通の外来や病棟にはないのですから、やりたくてもできないんです。それより重要なのは、どんな医者であっても、たとえ専門外であっても、「**内科的に大事な疾患**」「**シャレにならないほどの重病**」「**一刻を争う状態**」を見逃さないことになります。そのためのポイントを解説していきましょう。

顔のみかた。ミカタ。ジブリの森。

顔はいくらでも診るトコロがありますが全てを細かく診てるとキリがないのでまずは

- 粘膜が見える
- 診察がしやすい
- 病気の時に異常が出ることが多い

目と口を確実に check できるようになりましょう

（カオのキンニク／ここに動脈／耳の中／目／鼻の穴／口の中／あー）

鼻と耳のみかたを知りたい方はヒミツ手技 2nd「鼻・耳の救急」を見よう！

～目。眼。～

各部のなまえ （ ）は通称。

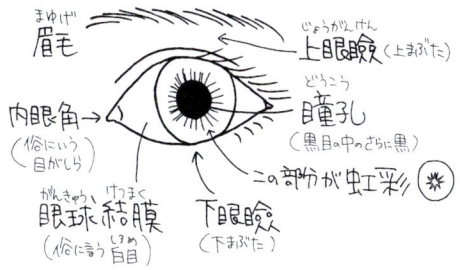
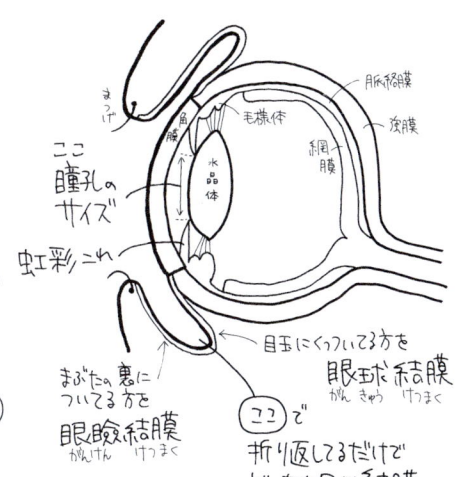

べつに覚えなくてヨシ！！

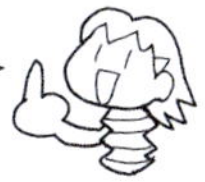

※ まずは結膜（ケツマク）をしらべよう。

① フツーに正面を向いて まっすぐ遠くを見てもらって

「ぼーーっと遠くを見ててくださーい」

② あっかんべーー

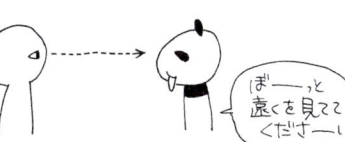

目下の赤い粘膜（眼瞼結膜）を見る！！

粘膜に小さい血管がたくさんすけて見える

赤色が薄い ⇨ 貧血 かも。

逆に充血しすぎ ⇨ 結膜炎 かも。

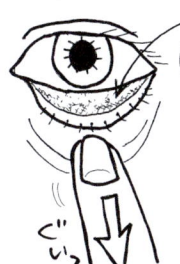

※ てきとー
結膜炎ってこんな感じ
充血　濾胞　乳頭
まっかっか!!　ポコポコ　べろーん

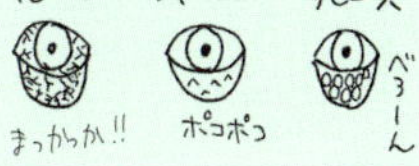

実際の貧血の確定診断は採血してHb（ヘモグロビン）の値をしらべないとわかりません。が良い指標にはなります。

健診とかでの自分の採血のHb値を覚えておき「Hb10だとこのくらいのピンクさか…」という感じでだいたい感覚をつかみましょう。実際は個人差も大きいのである程度のめやすにしかならない ≒ 採血せざるを得ないんですけどネ

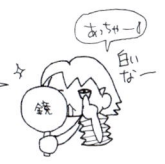

③ あっかんべーーのまま上向いてもらうとココらへんもみられる

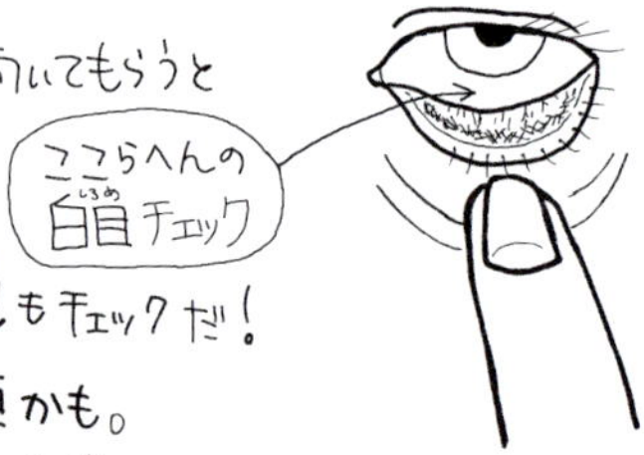

ココらへんの白目チェック

眼球結膜(しろめ)の色もチェックだ！
黄色っぽい ⇨ 黄疸かも。
充血しまくり ⇨ 結膜炎かも。

正直言ってかなりビリルビンが上がってないと黄疸って出ません
T-Bil 2.0 mg/dl 以上じゃないとはっきりしない
2.0以上でもはっきりしないこともあるくらい

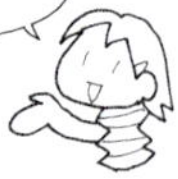

④ 上まぶたを見るには

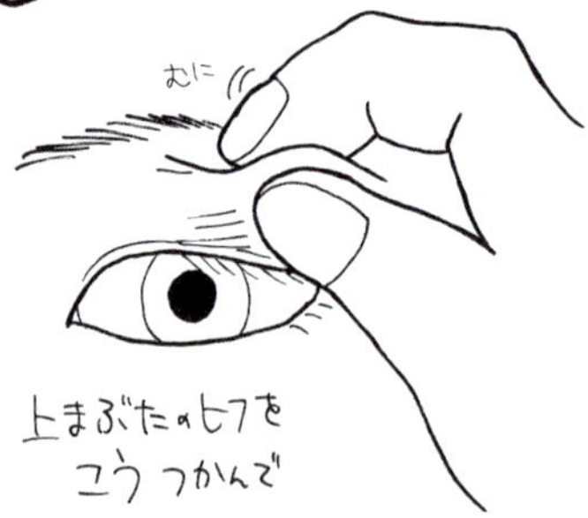

上まぶたのヒフをこうつかんで

⑤ ひねる

上眼瞼うら返し!!

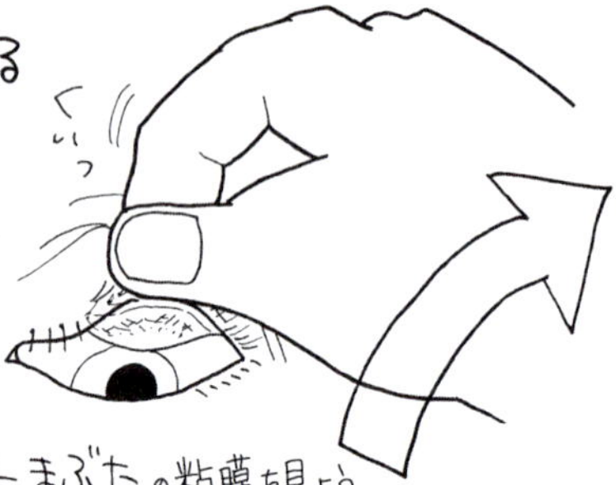

上まぶたの粘膜を見よう

※ 次は瞳(ひとみ)を見つめてキャッツ・アイ

黒目(くろめ)をよく見ると中に太陽があります

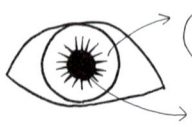 が虹彩(こうさい) → これの色が「瞳の色」といわれるモノ。人種によって青とか茶とか緑とか
● が瞳孔(どうこう) → これはどんな人種でも黒い

① まっすぐ遠くを見てもらって

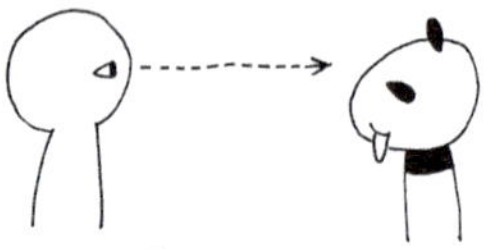

ぼーーっと遠くを見ててくださーーい

② 左右の瞳孔の大きさを check !

同じなら正常
違うとあれ？おかしいな？
(0.4mm以上違ったら瞳孔不同)

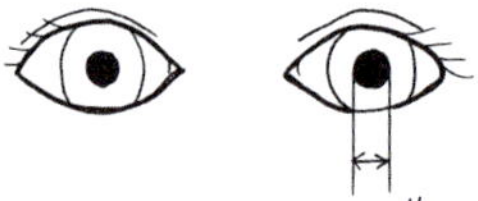

③ 瞳孔が何mmか
(テキトーでいいので)測りましょう

ヒトの瞳孔は 2.0〜8.0mm なのでその間をカルテにかこう

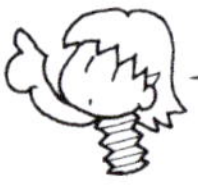

ココ!!なんミリ？

そこまで正確じゃなくてもいいです
周りの部屋の明るさによってすぐに瞳孔の大きさは変わっちゃうわけだし。
左右差ないかを 入念に check !

ねじ子のぐっとくる体のみかた　031

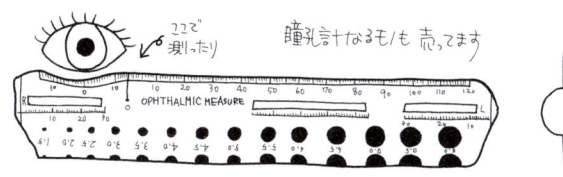
瞳孔計なるモノも売ってます

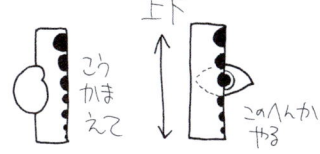

④ 外からさっと光を入れよう

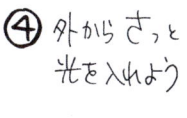
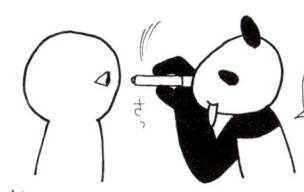

→ 対光反射をみましょう

瞳孔ってのは基本的に
　暗い所ではドーンと広がって光を取り入れ
　明るい所ではその必要はないのでキュッと縮みます
よって 急に明るさが変わると
瞳孔の大きさも急に変わる　→ これが **対光反射**

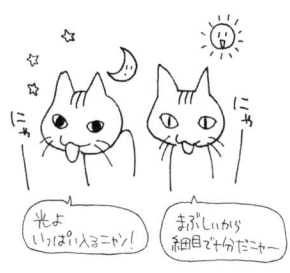
光よいっぱい入るニャン
まぶしいから細目で十分だニャー

⑤ ペンライトがきちんとついてる＆明るいことを確認して

本気で診たければ周囲を暗くするとなお良し

対光反射は「急に明るくなる」ことが重要なので ペンライトが弱いと台無く!! 反射が出ないのだ

昔は豆電球、今はLEDでむしろまぶしすぎるものもあり。注意!!

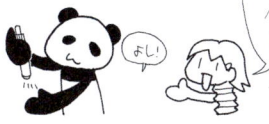
よし！

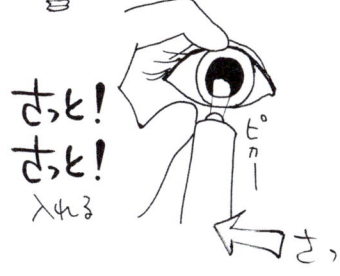
さっと！さっと！入れる
ピカー
さっ

⑥ 光が入ってる方が **ちぢむ** のはもちろん　｛直接対光反射｝
光が入っていない方の瞳孔も **ちぢみます。**　｛間接対光反射｝

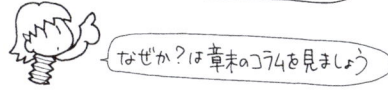
なぜか？は章末のコラムを見ましょう

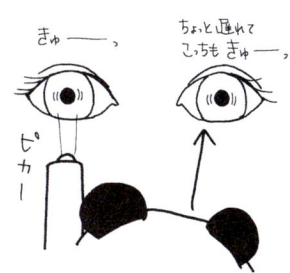
きゅー。
ちょっと遅れてこっちもきゅー。
ピカー

⑦ カルテには こんな風に書きます

「眼瞼結膜：貧血なし、眼球結膜：黄疸なし
瞳孔：3/3 ，＋/＋」

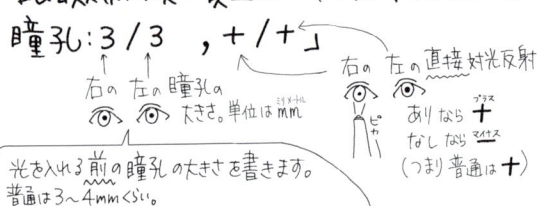

対光反射は、普通は直接対光反射だけ見ることが多いです。直接と間接の両方をちゃんと見たなら、「直接（＋/＋）、間接（＋/＋）」と書こう。めんどくさいけど。

光を入れる前の瞳孔の大きさを書きます。
普通は3～4mmくらい。
まぶしくも暗いわけでもないのに
・5mm以上だとでかい（散瞳）と評されています
・2mm以下だとちぢみすぎ（縮瞳）

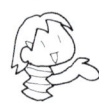（眼科でも神経内科でもない）ふつーの内科のふつーの外来
だったら目はこのくらい見とけば十分です。

※おマケ。瞳孔を動かす要因は ｛① 光が入る（明るさ） ② 近い／遠い｝ の2つあるので

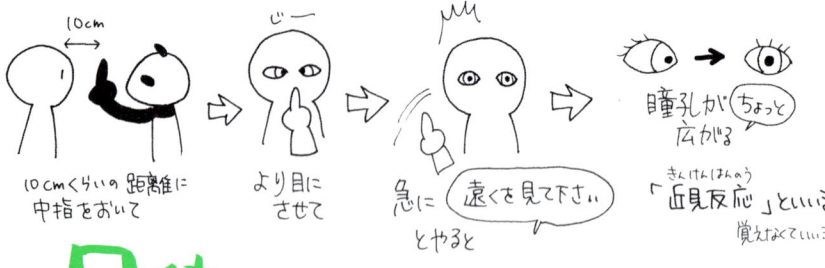

10cmくらいの距離に中指をおいて → より目にさせて → 急に「遠くを見て下さい」とやると → 瞳孔が（ちょっと）広がる

「近見反応」といいます。
覚えなくていいヨ～

～口くち～

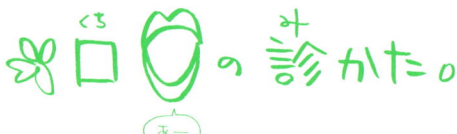 口 の 診かた。

自分の口をフルオープンにして鏡で見てみましょう。
フツーは舌がジャマで奥が見えません

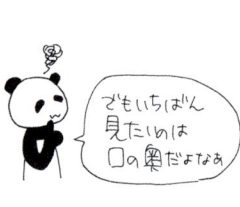
でもいちばん見たいのは口の奥だよなぁ

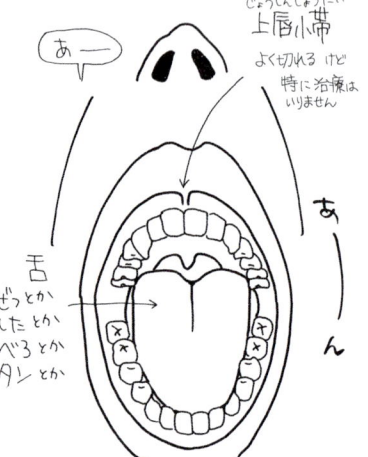

あー

上唇小帯
よく切れるけど特に治療はいりません

舌
ぜっとかしたとかべろとかタンとか

あーん

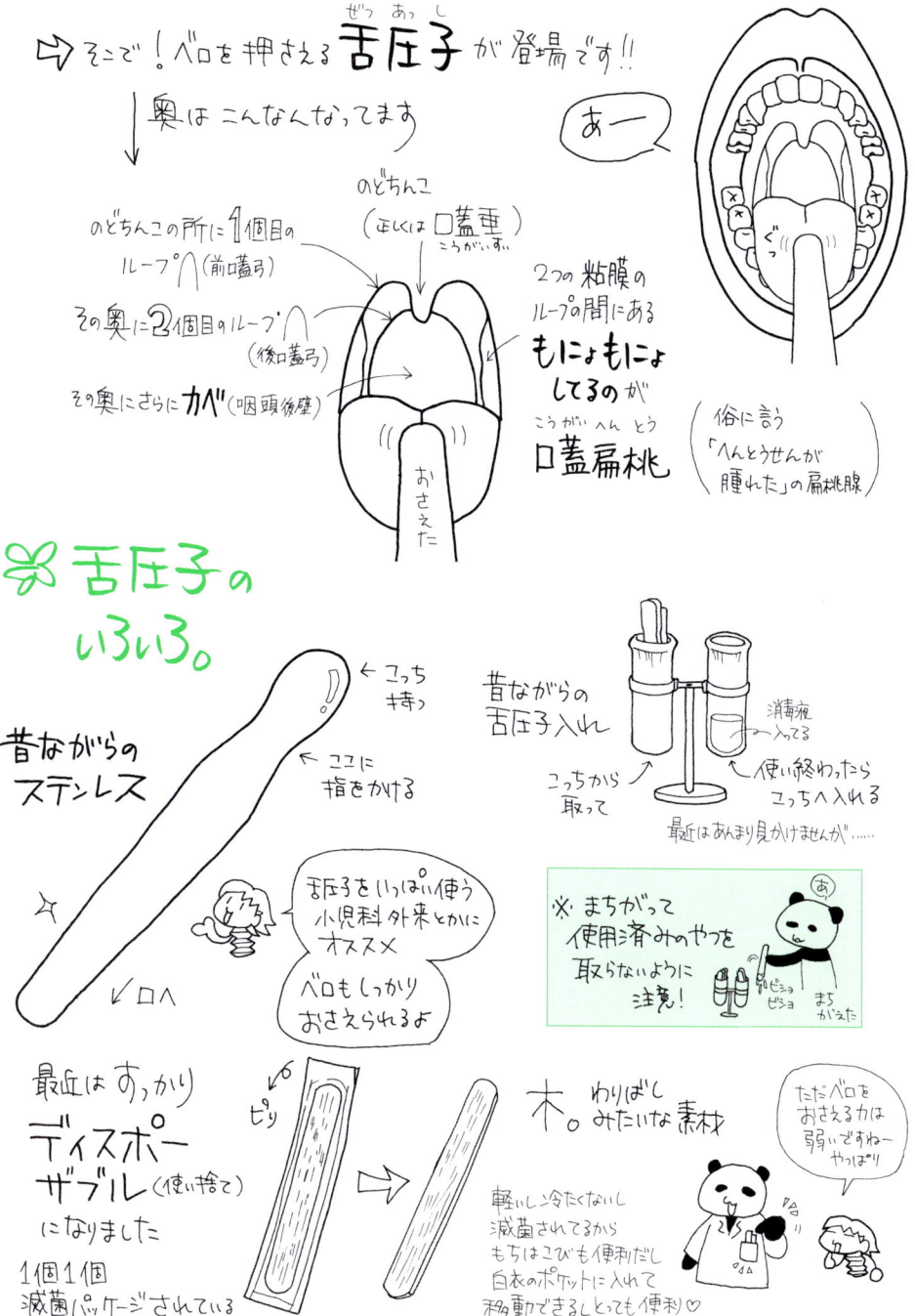

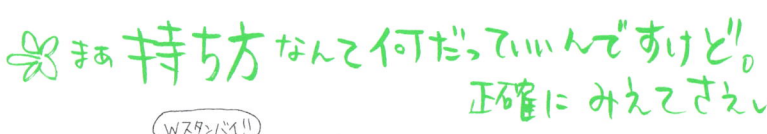
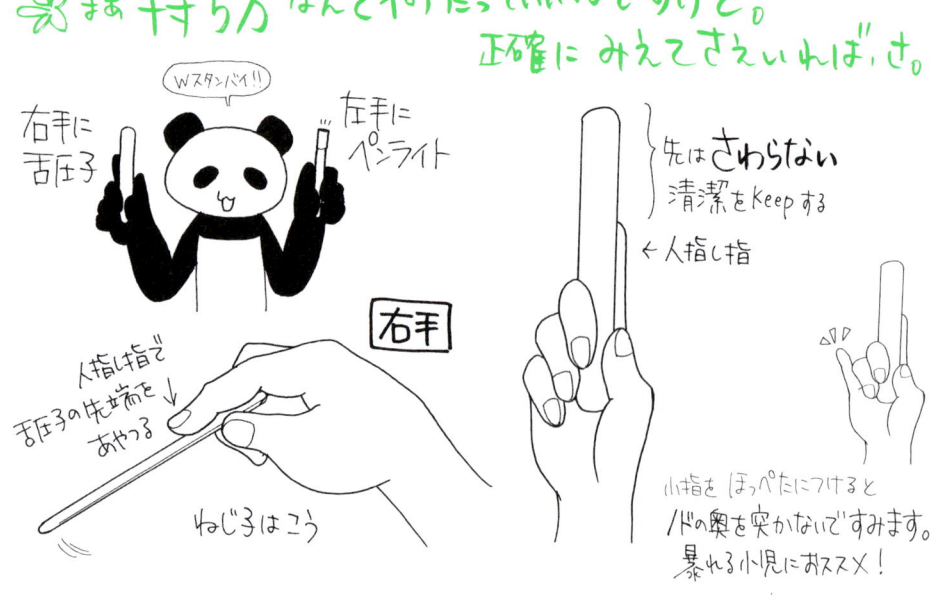
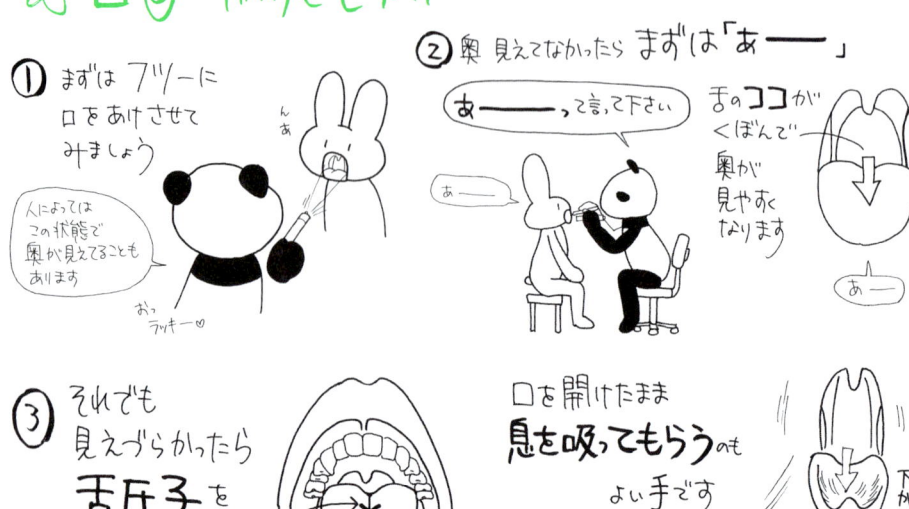

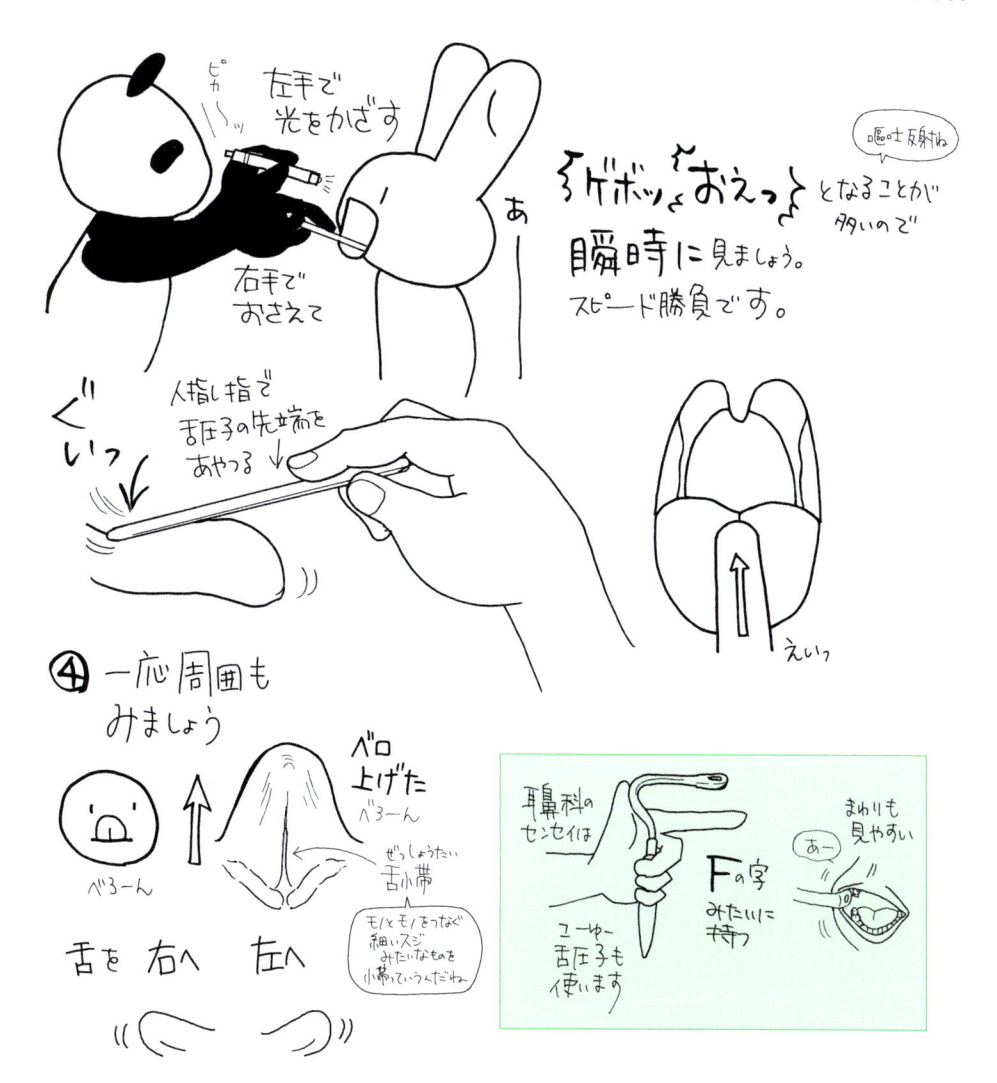

ねじ子のぐっとくる体のみかた　035

左手で光をかざす
ピカー
右手でおさえて
ゲボッ おえっ となることが多いので
嘔吐反射ね
瞬時に見ましょう。
スピード勝負です。

ぐいっ
人指し指で舌圧子の先端をあやつる
えいっ

④ 一応周囲もみましょう

ベロ上げた
べろーん
舌小帯
ぜっしょうたい
モノとモノをつなぐ細いスジみたいなものを小帯っていうんだね

舌を　右へ　左へ
べろーん

耳鼻科のセンセイは
Fの字みたいに持つ
ユーヤー舌圧子も使います
まわりも見やすい
あー

❀ どこ診りゃいいのさ？

喉(ノド)みなきゃいけないってのはたいてい **風邪** か **熱** か **その両方** です。
なので「**扁桃腺が腫れているかどうか**」医学用語で言うと
「**口蓋扁桃が腫脹してるかどうか**」をまず診られるようにしましょう。他は二の次。
こうがいへんとう　しゅちょう

| 体のみかた | **顔面のみかた** | 頸のみかた | 胸のみかた | 腹のみかた |

～まずは扁桃の大きさcheck～

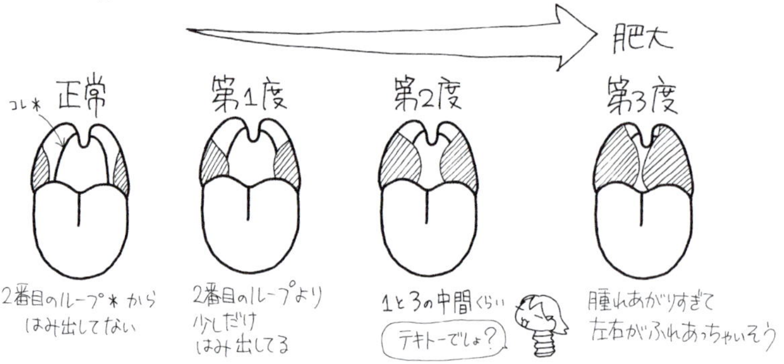

→ 肥大

正常 / **第1度** / **第2度** / **第3度**

- 正常：2番目のループ*からはみ出してない
- 第1度：2番目のループより少しだけはみ出てる
- 第2度：1と3の中間くらい（テキトーでしょ？）
- 第3度：腫れあがりすぎて左右がふれあっちゃいそう

※こんなの覚えてらんないと思うので、カルテには腫れ具合を絵で描いておくといいです

扁桃が**大きい**からと言って、それは**バイ菌やウィルスがついてる＝感染している**わけでは**ありません**。子供は時に。**生まれつき大きいだけ**の人たちがいます。別に大きいからと言って病気ってわけじゃないの。

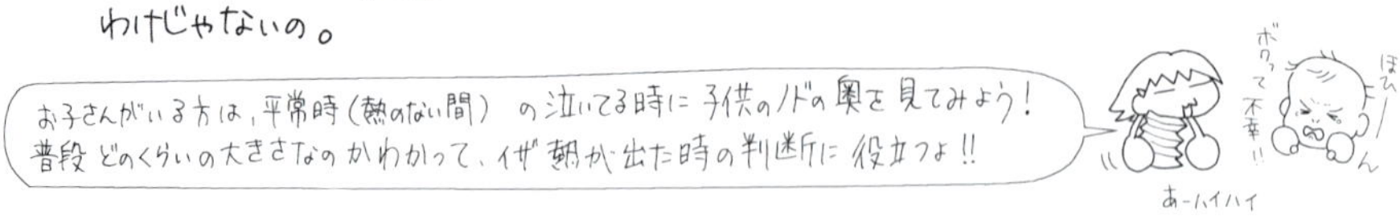

> お子さんがいる方は、平常時（熱のない間）の泣いてる時に子供のノドの奥を見てみよう！普段どのくらいの大きさなのかわかって、いざ熱が出た時の判断に役立つよ!!

あーハイハイ

～腫れてるってどんな状態？～

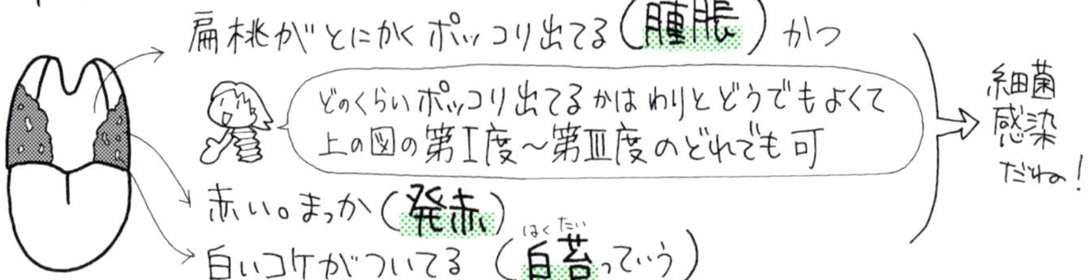

- 扁桃がとにかくポッコリ出てる（**腫脹**）かつ
  - どのくらいポッコリ出てるかはわりとどうでもよくて上の図の第Ⅰ度～第Ⅲ度のどれでも可
- 赤い。まっか（**発赤**）
- 白いコケがついてる（**白苔**っていう）

→ 細菌感染だね！

真っ赤になってたり**白いコケが付いていたり**したら、それは**感染してます**＝細菌やウィルスが付いている。熱源になっている可能性が高いです。

❀ ほか いろいろ〜

- 粘膜が全体的にまっかっか

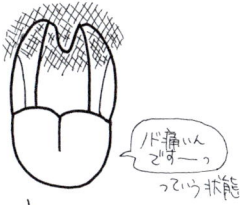

（ノド痛いんですーっ っていう状態）

⇒ よくあるウイルス性の上気道炎
⇒ インフルエンザもこんなかんじ

- のどちんこのまわりに水疱（みずぶくれ）→潰瘍がいっぱい

⇒ ヘルパンギーナ

- 左右非対称
⇒ 落っこってる側の迷走神経麻痺

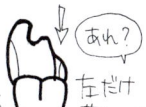

（あれ？ 左だけ落ちてんなー）

- 奥歯の横あたり ほっぺた内側の粘膜に 白い米ぬかのカスみたいなのがポツポツある（1mmくらいの大きさ）

ココらへん

⇒ 麻疹（はしか）の時に出る Koplik（コップリック）斑

❀ 所見をカルテに書きましょう

こんなイラストを描こうぜ！！

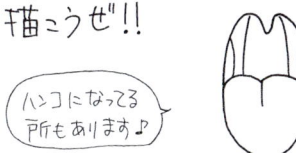

（ハンコになってる所もあります♪）

記載例!!

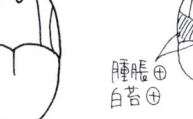

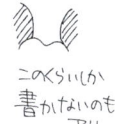

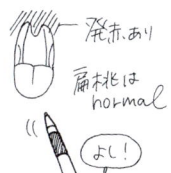

なんかあったら所見を書いとく

腫脹 ⊕
白苔 ⊕

このくらいしか書かないのもアリ

発赤あり
扁桃は normal

よし！

歯を描くならこう

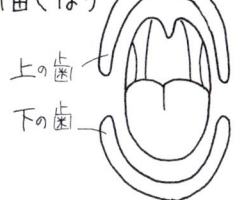

上の歯
下の歯

医者は歯の記載はテキトーなんです 歯医者さんの専門領域だからねー

文章で書くと

「口腔：n.p.」

の一言でオシマイ

Column コラム

瞳孔が開くとなぜ、「死んでいる」ことになる❓

黒 目に光が入ると、瞳孔が収縮します。急に強い光があたって眩しくなった場合は、網膜をヤケドさせないため、急速に、反射的に瞳孔が縮みます。これを「対光反射」と呼びます。

では、片方の目「だけ」に光が入ったときは、どうなるでしょうか？光が入った方の瞳は、当然収縮します。そして、なぜか光を入れていない方の瞳も、「眩しくないのに」収縮します。光が入った方の瞳が収縮することを「直接対光反射」、光を入れていない方の瞳が収縮することを「間接対光反射」と言います。

では、なぜ光を入れていない方の瞳孔も縮むのでしょうか？それには、光を感受して脳に伝える「視神経」と、反射の仕組みが関係してきます。

反射というものは、あっという間に！起こらなくてはいけません。「あ、まぶしい！目を閉じなくちゃ!!」などと、気付いてから悠長に反応していたら遅すぎるのです。その間に網膜が焼けてしまいます。なるべく短いルートで、大脳を経由せず、単純な命令を即座に伝えるルートを作る必要があります。最短ルートで作られている反射の「連絡網」を、医学的には「反射弓」と呼んだりします。

対光反射の反射弓は、このようになっています。

網膜→視神経→中脳の視蓋前域→左右両方の動眼神経副核（Edinger-Westphal核）→動眼神経（両側）→目玉の後ろにある毛様体神経節（両側）→瞳孔括約筋（両側）

難しいですね。ちんぷんかんぷんですね。以下は、イラストを見ながら読んでみましょう。

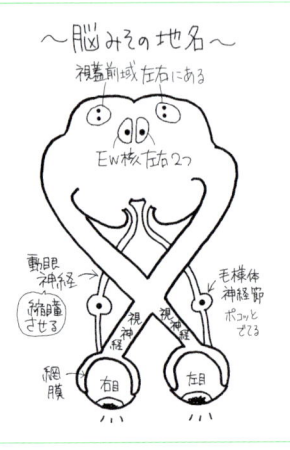

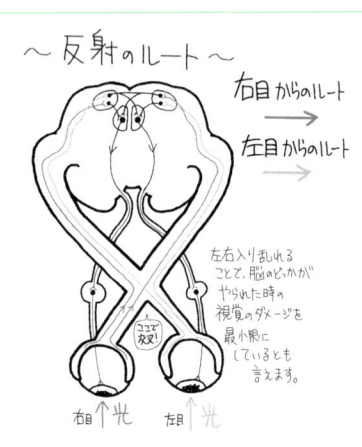

網膜から入った「光」の情報は、視神経を通ってダイレクトに、中脳というところにある「視蓋前域」というところに入ります。「しがいぜんいき？なにそれ？」と思うでしょう。ねじ子も思います。これは、脳

における「地名」です。日本の中の「千葉県」みたいなものです。脳を解剖してみても、変わった目印があるわけではありません。色がついているわけでもありません。すべて、のっぺりした灰白色の、同じように見える脳細胞です。ただ、「みんな同じに見える脳細胞」では研究にならないので、脳みそに「地名」をつけているのです。つまり、「光が入ったとき、まずは中脳の、視蓋っていう名前のでっぱりの前あたりの脳細胞が活動しているよ！」ということになります。

その次に、両側の「動眼神経副核」というところに刺激が伝わります。ここは発見した人の名前から、特別に Edinger-Westphal 核、略して EW 核なんていう地名が付いています。この EW 核の脳細胞が、対光反射を調節している犯人です。EW 核から、「瞳孔を収縮しろ！」という命令が出ます。EW 核は、右と左の2つがあります。どちらの EW 核も、左右両方からの光刺激を受け入れ、左右両方に命令を出します。よって、片方からだけの光刺激でも、両方の瞳孔がほぼ同時に縮瞳することになるのです。

命令は EW 核から、動眼神経に伝わり、目ん玉の後ろにある毛様体神経節（覚えなくていいです）ってところで神経細胞の乗り換えをして、瞳孔括約筋に到達します。この筋肉が縮むと、瞳孔が縮小します。

さて、「瞳孔が開いてしまっている」とはどういう状態でしょうか。医学的には「対光反射が消失している」といいます。瞳孔は開けるだけ開いています。瞳に光をいくら入れても、瞳孔がピクリとも反応しない状態です。先ほどの反射のルートのうち、どこかが、決定的なダメージを受けてしまったと考えられます。

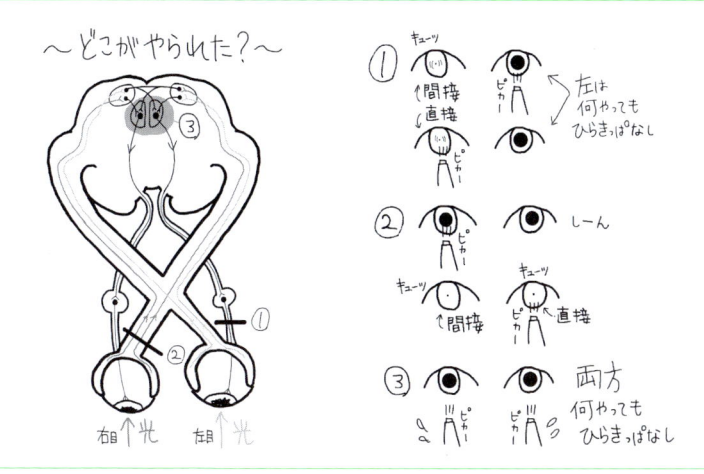

例えば①のあたり（左目の動眼神経）がやられたのなら、縮瞳させる神経が死んでるので、左目は何をやっても瞳孔を動かすことはできません。よって直接対光反射・間接対光反射ともに(−)です。でも、左目に入った光を「感知」することはできます。よって、右目の直接対光反射・間接対光反射は(+)となります。もし②のあたりが死んだのなら、右に入れた光は感知できないので、右に光を入れた場合は直接・間接ともに対光反射は出ません。左に光を入れた場合、左右両方の瞳孔が縮みます。このようにして、対光反射から、「脳のどこらへんがやられたか」をある程度推測できるのです。「何それ？まどろっこしい。脳のどこが死んでるかなんて、CT 撮れば一発じゃん」と思うかもしれませんが、CT がなかった時代においては、これは貴重な情報でした。

では、両方の対光反射が完全になくなるのは、どんなときでしょう。それは両側のEW核が死んでしまっているときです。イラスト③のあたりです。

EW核は、中脳にあります。そしてその周辺には、生命に直結している中枢がたくさんあります。EW核が死んでいる＝おそらくその周囲の、生命に直結する中枢もたくさん死んでいることが推測され、果ては「脳が死んでいる」状態であることが推測されます。要するに「瞳孔が開いている」＝「対光反射がない」＝「あー、もう脳は完全に死んじゃってるかも」と考えるのです。

瞳孔の反射は、死亡判定の一つです。特に脳の機能の判定に使われています。

一般的な死亡判定は、(1)脳の機能停止(2)呼吸の機能停止(3)心臓の機能停止の3つを確認しています。このうち、(1)脳の機能停止を、対光反射の消失から判断します。多くの「お看取り」の場合、(1)(2)(3)はほぼいっぺんにダメになります。しかし、最近の医学の発展によって、脳が機能停止しても、心臓だけは動き続けているという状態が発生するようになりました。「脳死」というやつです。

正確な脳死判定が絶対に必要な場面（移植の予定があるなど）では、対光反射だけでなく、他の脳神経反射もきっちりかっちり調べて、脳死を判定します。でも、それはとても面倒です。この世の中にありふれている多くの「お看取り」において、そんなことをやっている時間はありませんし、そんな雰囲気でもありません。「瞳孔に光を入れる」というのは、もっともラクで、手っ取り早く、患者さんの体を傷つけることなくできる脳の生存確認検査なのです。だから実際の臨床現場で重宝されているのですね。

ちなみに、対光反射が消失しているとき、カルテにはこのように書きます。

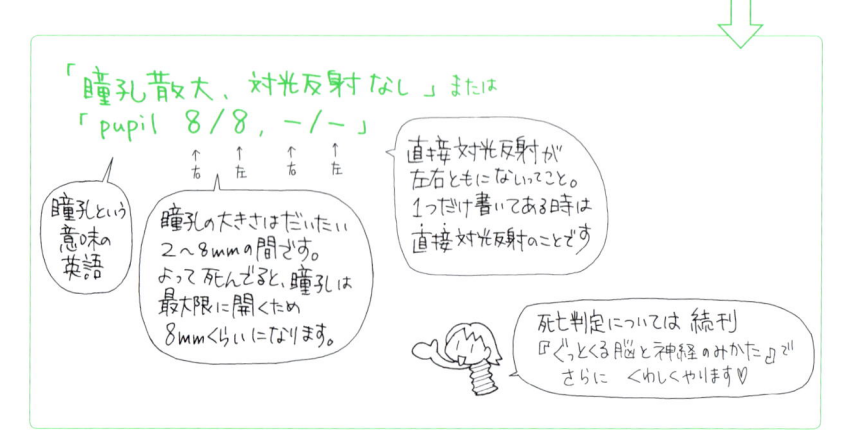

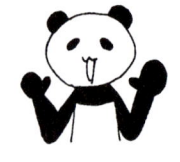

「瞳孔散大、対光反射なし」または
「pupil 8/8、－/－」
　　　　↑↑　↑↑
　　　　右左　右左

瞳孔という意味の英語

瞳孔の大きさはだいたい2〜8mmの間です。よって死んでると、瞳孔は最大限に開くため8mmくらいになります。

直接対光反射が左右ともにないこと。1つだけ書いてある時は直接対光反射のことです

死亡判定については続刊『ぐっとくる脳と神経のみかた』でさらにくわしくやります♡

体のみかた 03

頸(くび)の みかた

首のキンニクは ドラゴンボールが 最もわかりやすい

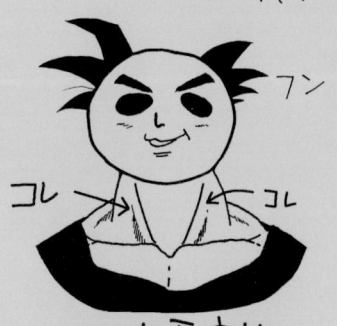

コレ → ← コレ　フン

胸鎖乳突筋

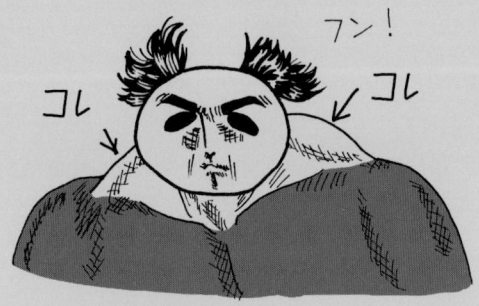

ねじ子の中では "ドラゴンボールの筋肉"

背中のキンニクは 北斗の拳 がよい

コレ → ← コレ　フン！

僧帽筋(そうぼう)

ねじ子の中では "ケンシロウの筋肉"

042

頸のみかた

首の中には一体何があるでしょう？首は、「アタマ」と「カラダ」をつなぐ、通り道のような存在です。

空気の通り道の「気道」、食べ物の通り道の「食道」があるのは予想が付きますね。この二つが壊れると瞬時に生命の危機になるため、これらは首の奥深くに収納されています。表面から見ることはなかなかできません。また、血液の通り道である「**頸動脈**」と「**頸静脈**」、リンパ液の通り道・中継地である「**リンパ節**」があります。これらは、首の皮膚表面に近いところを走っているので、ふれることができます。

そして、**実は最も重要な**「**甲状腺**」という臓器が、首のど真ん中にあります。まずはこれをチェックできるようになりましょう。

頸もとい首に関して、これだけカルテに書けるようになればまずは十分です。

```
頸部：甲状腺腫大（−）、
　　　頸静脈怒張（−）、
　　　bruit（−）、
　　　触知リンパ節（−）
```

今はさっぱりわからないでしょう。当然です。あとで、ここに見返しに来ましょう。その時は、どういう風に手を動かしてどういう風に聴診器をあてればいいのか、わかってくると思います。

✿ 頸部（けいぶ）。頸部（けいぶ）。よーするに、首（クビ）。

首で診るものと言ったらもう **甲状腺** と **リンパ節** しかないでしょ!! それだけでいいよ!! 大事な順にやっていくよ！
（オマケつけるなら次点で **頸動脈** & **頸静脈**）

✿ 目に見えてるのは こーゆー 表面。
マッチョな人もそうじゃない人も鏡でcheckだ!!

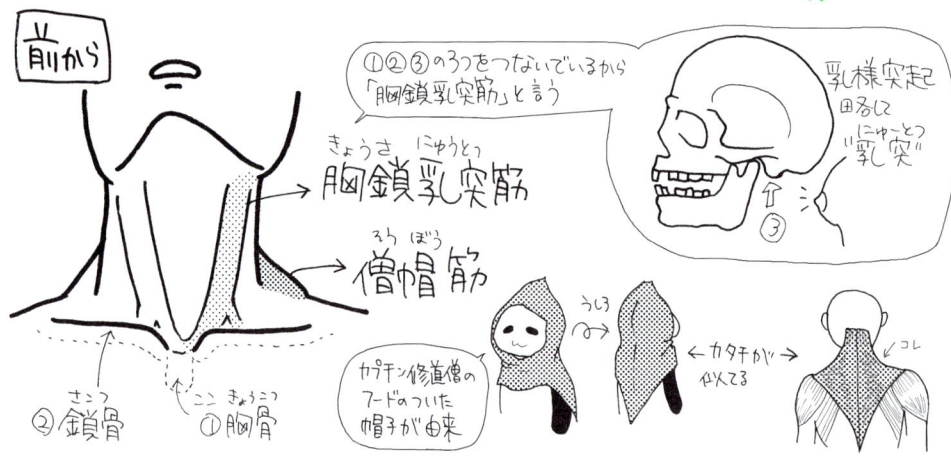

【前から】
→ 胸鎖乳突筋（きょうさにゅうとつきん）
①②③のろっをつないでいるから「胸鎖乳突筋」と言う
→ 僧帽筋（そうぼうきん）
カプチン修道僧のフードのついた帽子が由来
② 鎖骨（さこつ）
① 胸骨（きょうこつ）

乳様突起
回して にゅーっと "乳突"
③

うしろ
←カタチが→ 似てる
←コレ

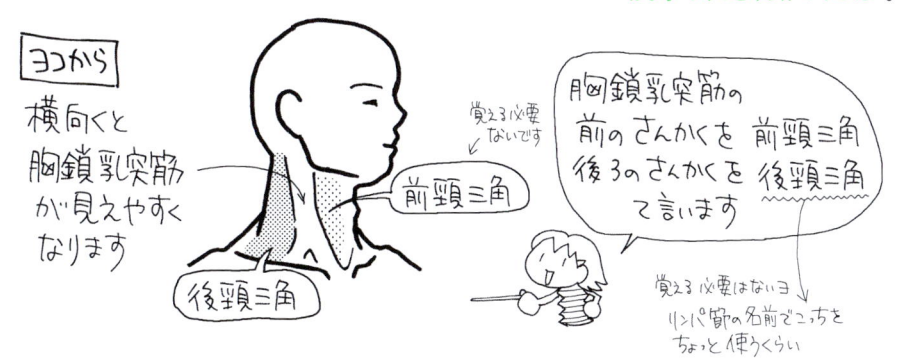

ねじ子のぐっとくる体のみかた 043

ヨコから
横向くと胸鎖乳突筋が見えやすくなります

前頸三角
後頸三角

胸鎖乳突筋の
前のさんかくを 前頸三角
後ろのさんかくを 後頸三角
て言います

覚える必要はないヨ
リンパ節の名前でこっちをちょっと使うくらい

覚える必要ないです

～甲状腺 こーじょうせん～
❀ 甲状腺のさがしかた。

① こころもち上を向いてもらって
まずは **甲状軟骨**（アダムのりんご／ノドボトケ）をさがそう。

正面
舌骨
甲状腺はコレ
甲状軟骨
輪状軟骨
その下は気管軟骨

横から
俗に言う「のどぼとけ」
男の人はココが最もでっぱってる
コレ
女の人はこっちの方がでっぱってることも多い

『ねじ子のヒミツ手技 1st Lesson』の気管切開のトコロでもやったね！

下から 首をさわりながら上がっていって
1番さいしょにさわる「でっぱり」が **輪状軟骨** 　です
2番目にふれるやつが **甲状軟骨**

② 甲状軟骨のちょい下に甲状腺がある。
ハズ。でもはっきり言って…… よくわかんない!!でしょ？

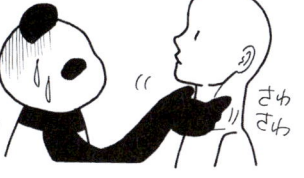

さわさわ

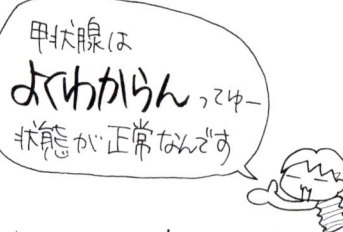

| 体のみかた | 顔面のみかた | **頸のみかた** | 胸のみかた | 腹のみかた |

044

甲状腺は **よくわからん** ってゆー状態が正常なんです

固さは周囲の脂肪とほとんど同じ。
よーーくさわると周囲との境界（さかいめ）がちょっとわかるかな……？っていう程度です
逆にここですぐに「それっぽい」ってわかったらちょっと異常。病気かもですな

実際は……

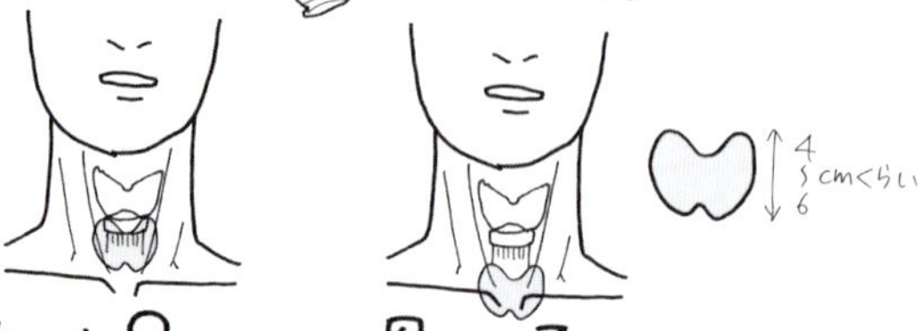

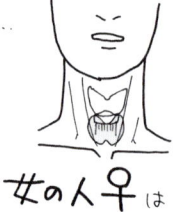

女の人♀は 甲状軟骨のすぐ下

男の人♂は（特にご老人）さらにもっと下に下がってることも多い

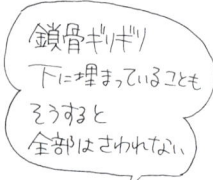

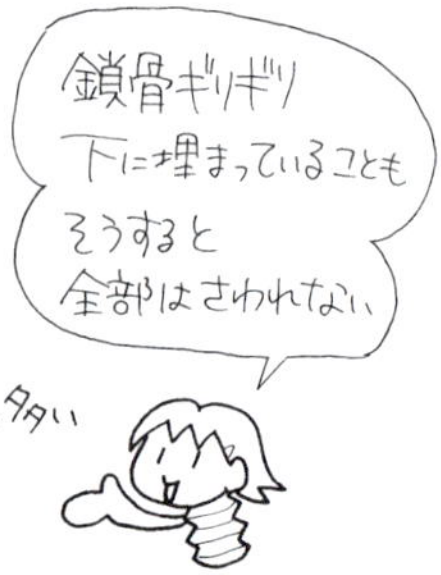

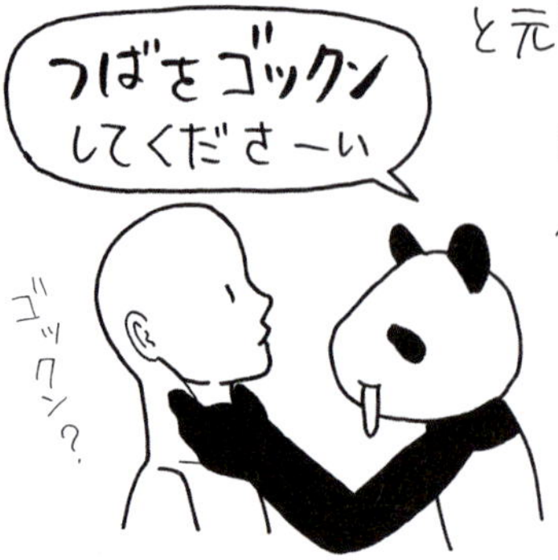

4〜6cmくらい

鎖骨ギリギリ下に埋まっていることも
そうすると全部はさわれない

③ 甲状腺が「あるはずの場所」をさわりながら
つばをゴックンしてくださーい
と元気良く言いましょう

甲状腺は **気管にくっついてる** のでつばをゴックン（嚥下）すると上にあがります↑

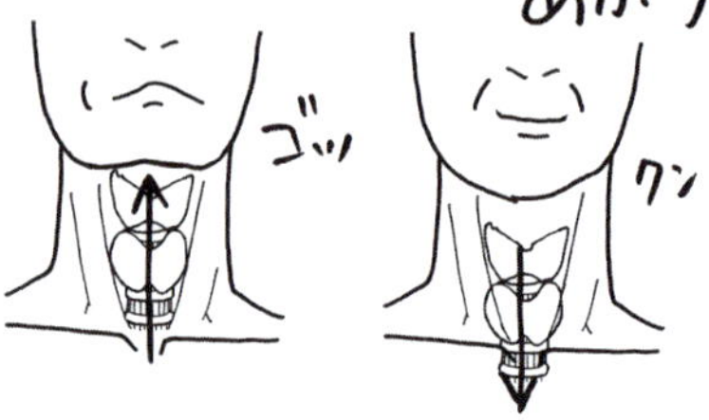

ゴックン？

ゴッ クン

気管といっしょに動く **丸くてやわらかいもの** を感じましょう。見付けましょう。

手のカタチは教科書的にはこうです、が……

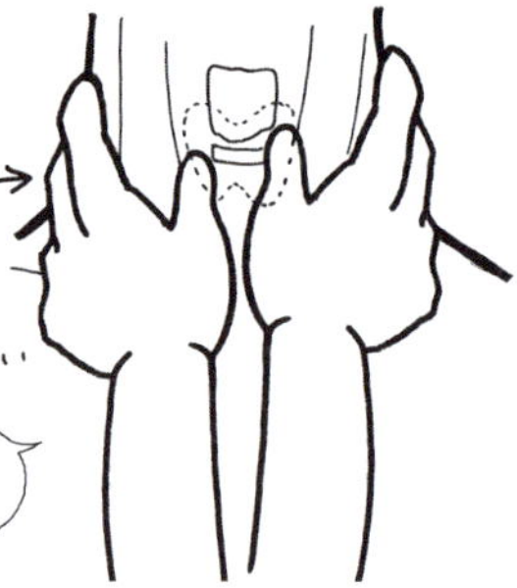

親指でさぐれって言うんだけど……

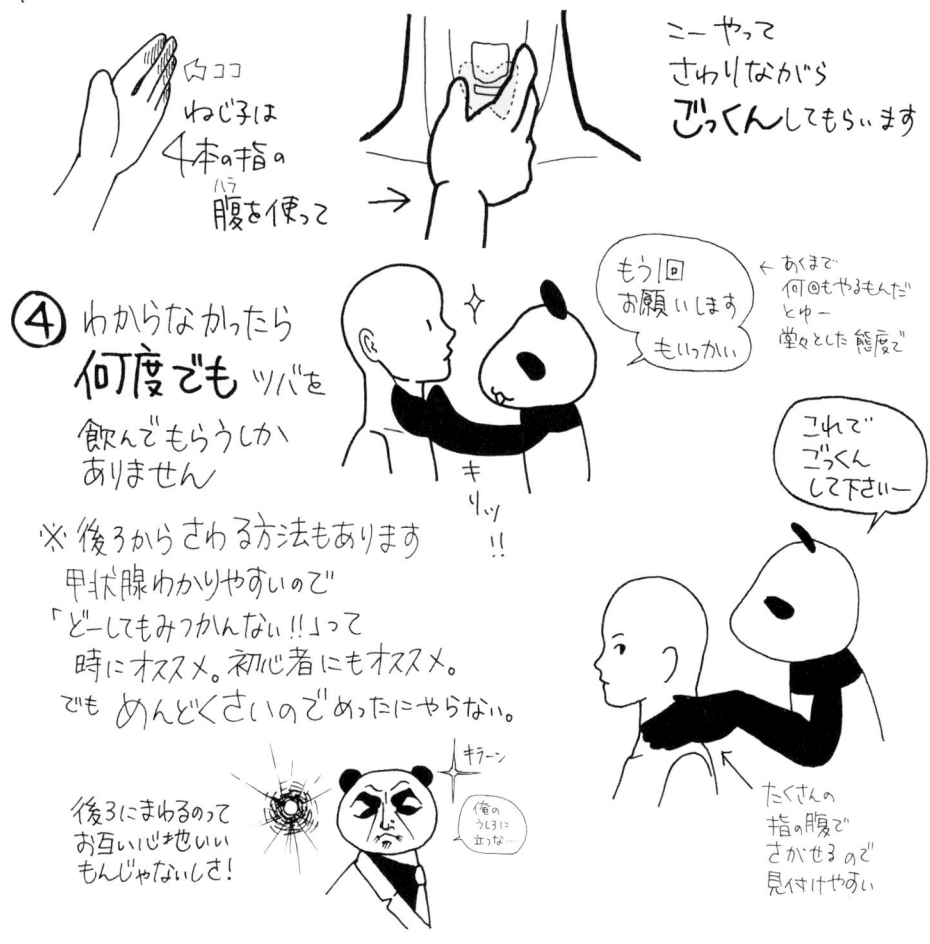

ねじ子のぐっとくる体のみかた 045

実際はこれだと接点が少なくて イマイチ上手に探せないので

凸ココ
ねじ子は **4本の指の** 腹(ハラ)を使って

ニーやって さわりながら ごっくんしてもらいます

④ わからなかったら **何度でも** ツバを 飲んでもらうしか ありません

もう1回 お願いします もいっかい

←あくまで 何回もやるもんだとゆー 堂々とした態度で

キリッ!!

これで ごっくん して下さいー

※ 後ろからさわる方法もあります
甲状腺わかりやすいので
「どーしてもみつかんない!!」って
時にオススメ。初心者にもオススメ。
でも めんどくさいのでめったにやらない。

後ろにまわるのって
お互い心地いい
もんじゃないしさ!

キラーン
俺の うしろに 立つな…

たくさんの 指の腹で さがせるので 見付けやすい

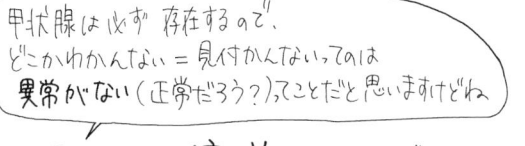

甲状腺は必ず存在するので、
どこかわかんない=見付かんないってのは
異常がない(正常だろう??)ってことだと思いますけどね

鏡の前で ツバをごっくんして
自分の甲状腺のやわらかさ&
大きさ&位置に慣れよう!!

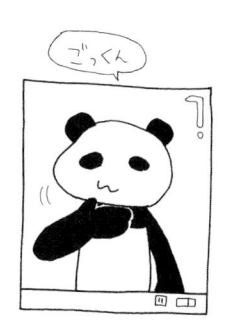

ごっくん

| 体のみかた | 顔面のみかた | **頸のみかた** | 胸のみかた | 腹のみかた |

❀異常(あるとしたら)こんなの

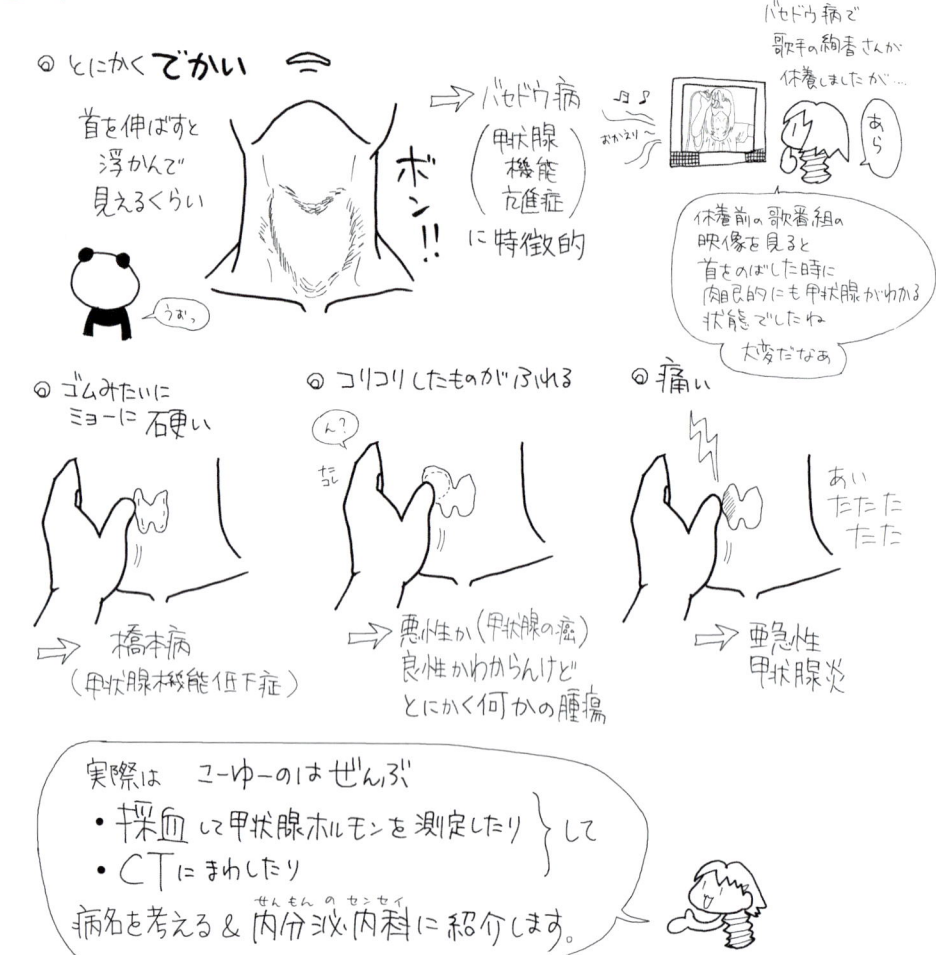

◎ とにかくでかい

首を伸ばすと浮かんで見えるくらい

→ バセドウ病(甲状腺機能亢進症)に特徴的

ボン!!

うむっ

バセドウ病で歌手の絢香さんが休養しましたが…

休養前の歌番組の映像を見ると首をのばした時に肉眼的にも甲状腺がわかる状態でしたね

大変だなぁ

おかえり〜 ♪♬

あら

◎ ゴムみたいにミョーに硬い

→ 橋本病(甲状腺機能低下症)

◎ コリコリしたものがふれる

ん? コレ

→ 悪性か(甲状腺の癌)良性かわからんけどとにかく何かの腫瘍

◎ 痛い

あいたたたたた

→ 亜急性甲状腺炎

実際は こーゆーのはぜんぶ
- 採血して甲状腺ホルモンを測定したり
- CTにまわしたり

して 病名を考える & 内分泌内科(せんもんのセンセイ)に紹介します。

というわけで次は、首の第2のポイント・リンパ節だ!!

〜首のリンパ節〜

首のリンパ節どこにあるの?

首にはリンパ節がいっぱいあります。普段は米粒くらいの大きさなので外からは**さわりません。さわれません。**
でも**何らかの理由**で腫れると、外からさわってわかるようになります。

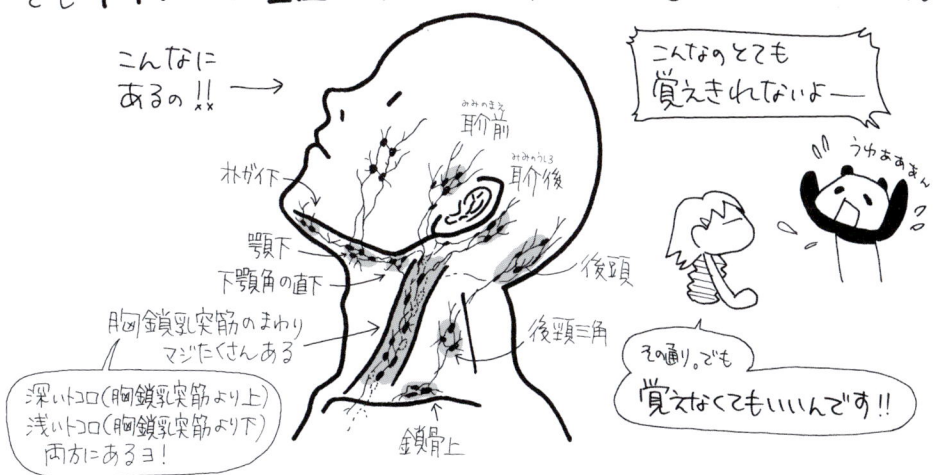

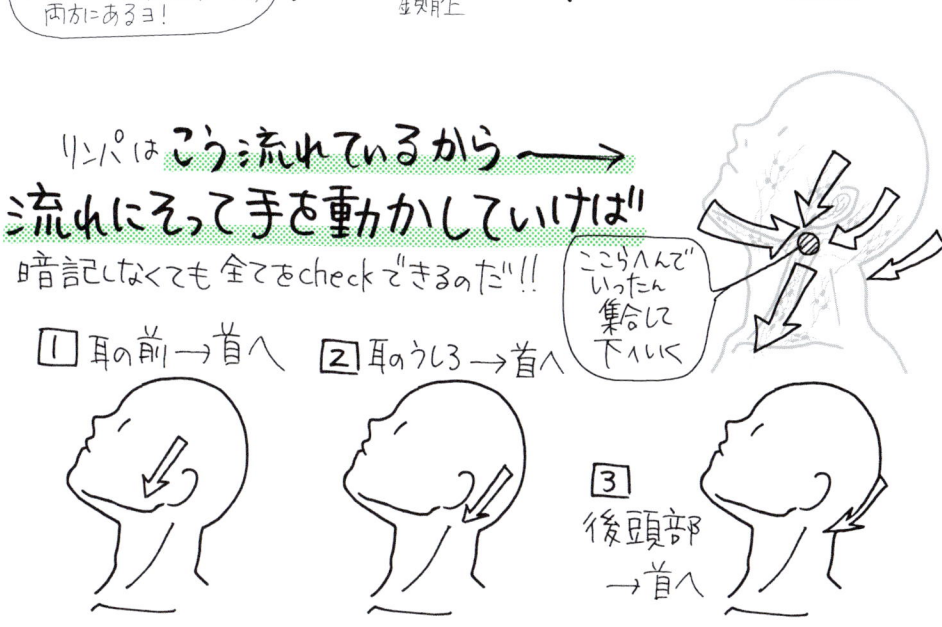

こんなにあるの!! →

耳介前（みみへんまえ）
耳介後（みみへんうしろ）
オトガイ下
顎下
下顎角の直下
胸鎖乳突筋のまわり マジたくさんある
後頭
後頭三角
鎖骨上

深いトコロ（胸鎖乳突筋より上）
浅いトコロ（胸鎖乳突筋より下）
両方にあるヨ！

こんなのとても**覚えきれないよー**

うわぁぁぁん

その通り。でも**覚えなくてもいいんです!!**

リンパは**こう流れているから→**
流れにそって手を動かしていけば
暗記しなくても全てをcheckできるのだ!!

ここらへんでいったん集合して下へいく

① 耳の前→首へ
② 耳のうしろ→首へ
③ 後頭部→首へ

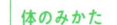

| 体のみかた | 顔面のみかた | **頸のみかた** | 胸のみかた | 腹のみかた |

④ アゴの下はこう
（オトガイ→下顎角へ）

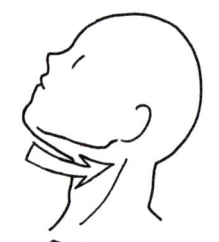

⑤ 首のメインストリートは
胸鎖乳突筋にそって
下に流れる

⑥ ちょっと脇道で
後頸三角を通り

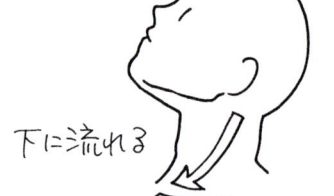

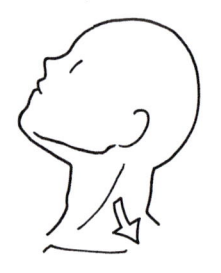

⑦ 鎖骨の上で
オシマイ。

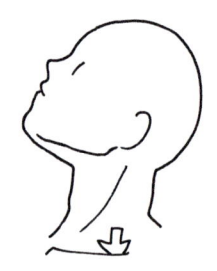

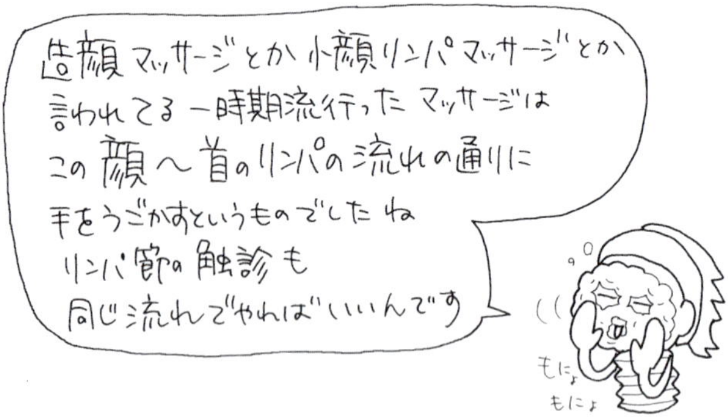

> 造顔マッサージとか小顔リンパマッサージとか言われてる一時期流行ったマッサージはこの顔→首のリンパの流れの通りに手をうごかすというものでしたね
> リンパ節の触診も同じ流れでやればいいんです

もにょもにょ

これを流れるようにさわるとこの5ステップのみですみます。

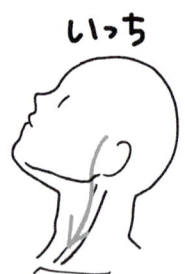

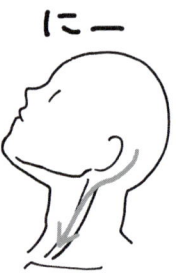

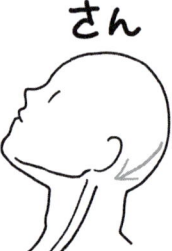

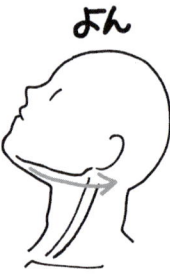

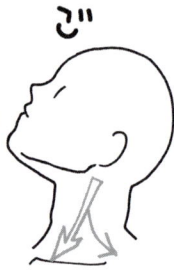

いっち　にー　さん　よん　ご

流れるように触れていって **異常を見付けたら** その時はじめて
……と教科書でcheckすればよいのです 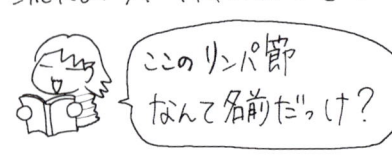
丸暗記する必要はナシ!!

> ここのリンパ節なんて名前だっけ？

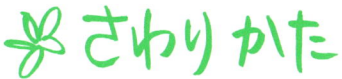

ねじ子のぐっとくる体のみかた 049

🌿 さわりかた

4つの指の腹で ひろ ――く 探る

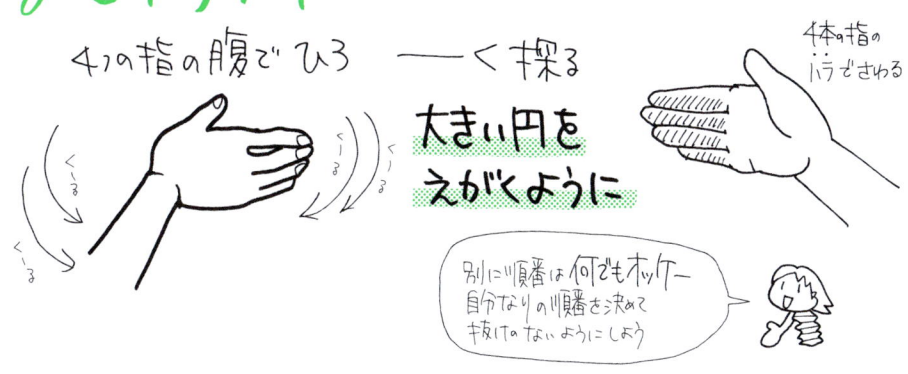

大きい円を えがくように

体の指の腹でさわる

別に順番は何でもオッケー 自分なりの順番を決めて 抜けのないようにしよう

あえてさわり方の順番を かけば……

① 耳の前 (前耳介)　② 耳のうしろ　③ 頭のうしろ → 首のうしろ

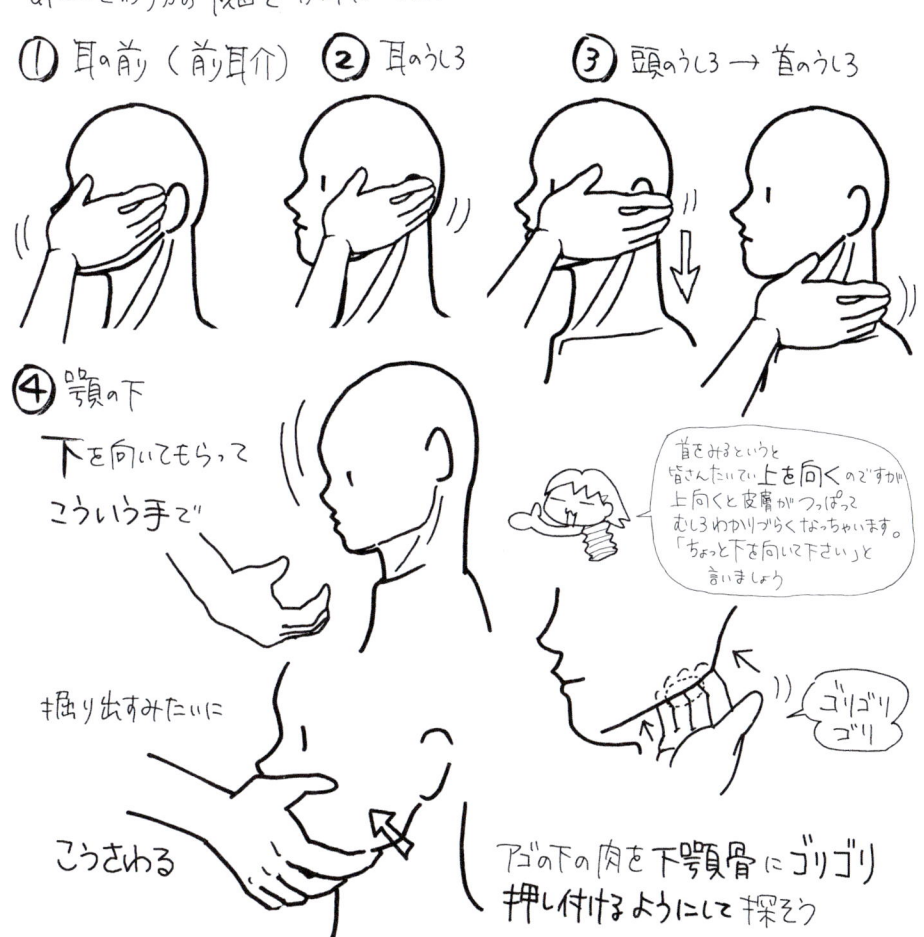

④ 顎の下

下を向いてもらって

こういう手で

掘り出すみたいに

こうさわる

首をみるというと 皆さんたいてい上を向くのですが 上向くと皮膚がつっぱって むしろわかりづらくなっちゃいます。 「ちょっと下を向いて下さい」と 言いましょう

ゴリゴリ ゴリ

アゴの下の肉を 下顎骨に ゴリゴリ 押し付けるようにして探そう

050 | 体のみかた | 顔面のみかた | **頸のみかた** | 胸のみかた | 腹のみかた

⑤ 胸鎖乳突筋周囲

胸鎖乳突筋は表面にも ←ウラにもリンパ節があるので

まず表面をさわったら

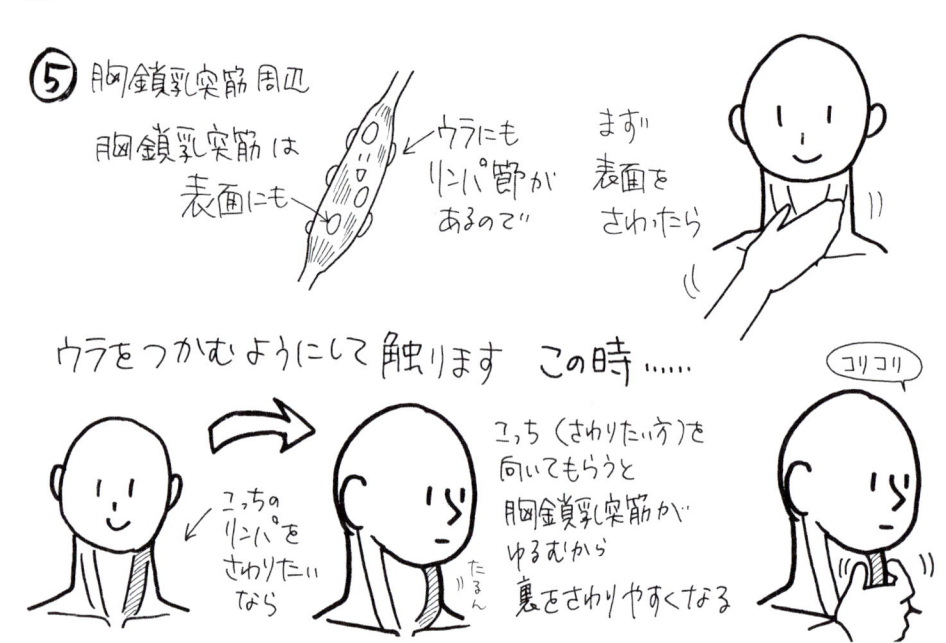

ウラをつかむようにして触ります　この時……

こっちのリンパをさわりたいなら

こっち（さわりたい方）を向いてもらうと胸鎖乳突筋がゆるむから裏をさわりやすくなる

コリコリ

⑥ 後頭三角

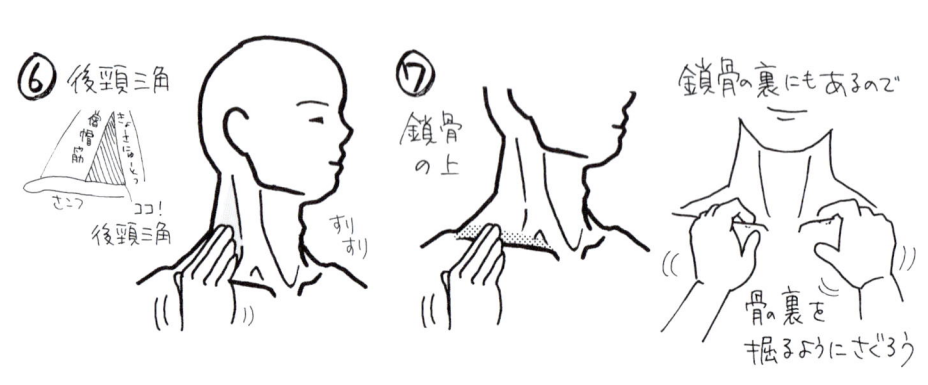

胸鎖乳突筋／僧帽筋／さこつ／ココ！後頭三角

すりすり

⑦ 鎖骨の上

鎖骨の裏にもあるので

骨の裏を掘るようにさぐろう

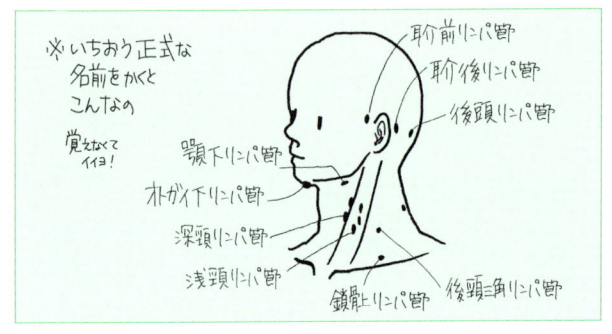

※いちおう正式な名前をかくとこんなの　覚えなくてイイヨ！

耳介前リンパ節／耳介後リンパ節／後頭リンパ節／顎下リンパ節／オトガイ下リンパ節／深頸リンパ節／浅頸リンパ節／鎖骨上リンパ節／後頭三角リンパ節

🌸 リンパ節の check point

リンパ節を見付けたら これを check しましょう!

「見付けた!!」

ぶっちゃけ **悪性**（ガンの転移やリンパ腫）か **良性**か 見極めることだけが重要です

一般的にはこんなかんじ

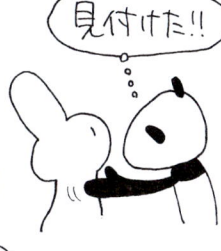

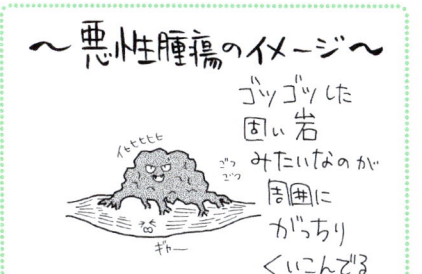

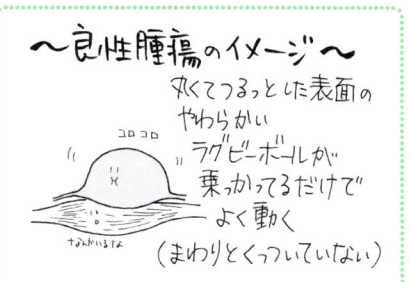

〜悪性腫瘍のイメージ〜

ゴツゴツした固い岩みたいなのが周囲にがっちりくいこんでる

〜良性腫瘍のイメージ〜

丸くてつるっとした表面のやわらかいラグビーボールが乗っかってるだけでよく動く（まわりとくっついていない）

(1) まずは 大きさ・形

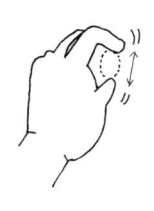

- ↕2cm 「φ2cm」
- 5cm の楕円形 × 3cm
- 数珠状とか（2つ以上つながっている）

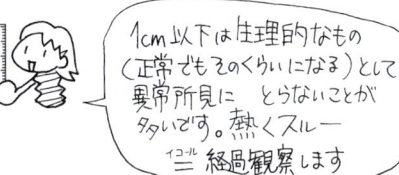

1cm以下は生理的なもの（正常でもそのくらいになる）として 異常所見にとらないことが多いです。熱くスルー ＝ 経過観察します
（イコール）

(2) やわらかさ

やわい ↑
- 軟 ─ フツーの脂肪と同じ
- 弾性軟 ─ 弾力があって軟かいってこと 空気の入ったゴムまりぐらい
- 弾性硬 ─ 弾力があるけど硬いってこと 消しゴムみたいな感じ
- 硬 ─ 岩みたい

かたい ↓

硬ければ硬いほどイマイチ 悪性かも？ヤバイ？と思う

(3) 表面のツルツルぐあい

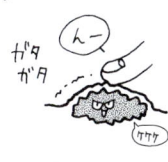

ガタガタ「ん―」 ゴツゴツ ＝「表面不整」

or

ずりーっ「ん？」 つるつる？ ＝「表面滑」と書く

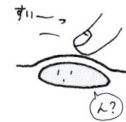

| 体のみかた | 顔面のみかた | **頸のみかた** | 胸のみかた | 腹のみかた |

(4) 可動性 周囲から動く？ or 動かないで周囲とくっついてる？
↓ ↓
「可動性あり」 or 「可動性なし」と書く

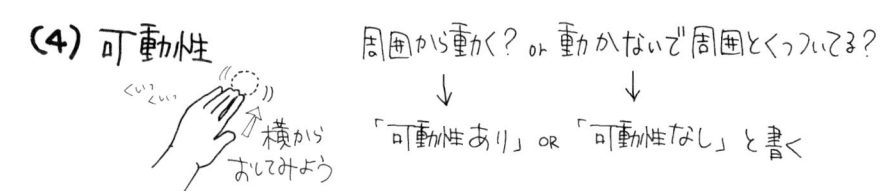

くいくい／横からおしてみよう

(5) 圧痛 押すと痛い？ ⇒ 意外にも**悪性は押しても痛くない!!**
良性は痛いことが多い

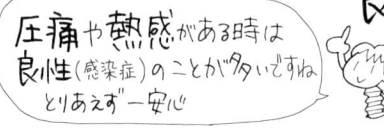

> 圧痛や熱感がある時は良性（感染症）のことが多いですね とりあえず一安心

⇒ リンパ節ふれたら カルテにこう書こう

[例]「右顎下に φ2cm、弾性軟、表面平滑、可動性あり、圧痛(+)のリンパ節をふれる」
　　　↑　　　↑　　↑　　↑　　　↑　　　↑
　　場所　(1)大きさ (2)固さ (3)表面の (4)動くか (5)圧痛のありなし
　　　　　　　　　　　　　　つるつる具合

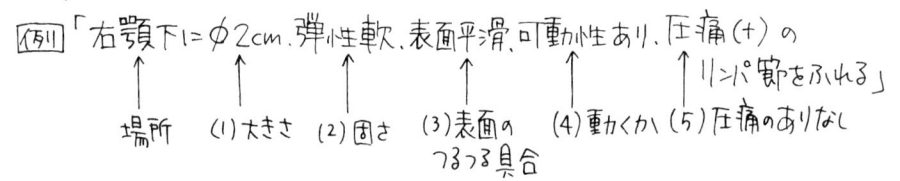

※ 首以外も ここらへんは リンパ節 触れる

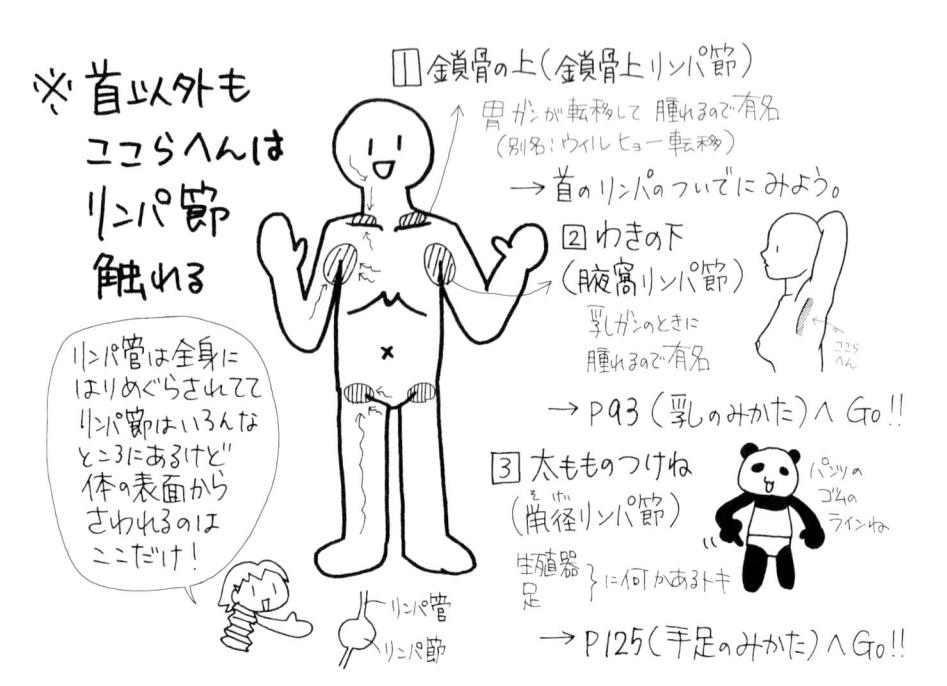

① 鎖骨の上（鎖骨上リンパ節）
胃ガンが転移して腫れるので有名
（別名：ウィルヒョー転移）
→ 首のリンパのついでにみよう。

② わきの下（腋窩リンパ節）
乳ガンのときに腫れるので有名
→ P93（乳のみかた）へ Go!!

③ 太もものつけね（鼠径リンパ節）
パンツのゴムのラインね
生殖器・足に何かあるトキ
→ P125（手足のみかた）へ Go!!

> リンパ管は全身にはりめぐらされててリンパ節はいろんなところにあるけど 体の表面からさわれるのはここだけ！

リンパ管／リンパ節

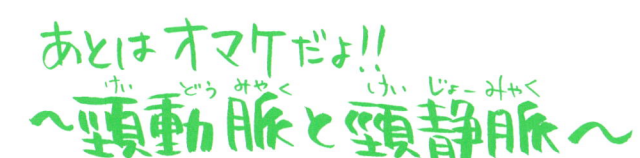

ねじ子のぐっとくる体のみかた 053

あとはオマケだよ!!
〜頸動脈と頸静脈〜

❀ 頸動脈ってここにあるよ！

頸動脈は一般の方にもとっても有名だけど脈をとるのにたまに使うくらいで正直あんまり見ませんねー

殺人に使われるからか？うーん…

頸静脈は肉眼で見えるかどーか どちょう怒張してるかどーかだけが大切です

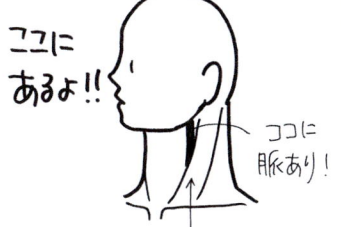

ここにあるよ！！ → ココに脈あり！
胸鎖乳突筋の内側を上へすすむ

ココらへん
胸鎖乳突筋よりも内側
コレ！！
のどぼとけ

指3本使う
指の腹でさわれ！
『ねじ子のヒミツ手技 2nd Lesson』の病院での心肺蘇生でもやりました

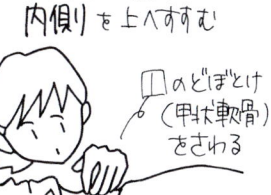

[1] のどぼとけ（甲状軟骨）をさわる

[2] のどぼとけから指を真横っつーか真下にズラす
そのまま下ろす

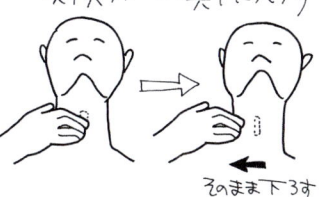

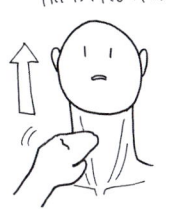

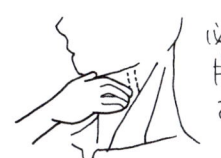

[3] それでダメならちょっと上にズラすと脈ふれるハズ

❀ 頸動脈でやることってあんまないけど……

※正確に言うとこうなってマタに分かれている。だけどさわった感じではそこまでわかんない
内頸動脈
外頸動脈
総頸動脈
名前はどうでもいいよ
全部まとめて"頸動脈"としか言いようがない感じ

さわって脈をはかる
必ず左右片方ずつさわろう！！

両方一気におさえるとスリーパーホールドが決まって失神することがあります（特にご老人）

健康な普通の大人はキツくしめあげないと失神まではいかないけど

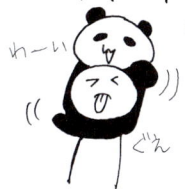

ねーい
ぐえ

ご老人は軽くおさえるだけでも失神しちゃいます

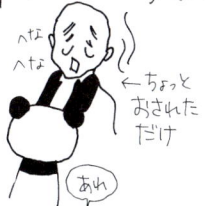

←ちょっとおされただけ
あれ

※スリーパーホールドのしくみ

頸動脈の頸動脈洞というトコロには「血圧を感知する」センサーがついています
→ 今の血圧を脳におくって、脳がその情報をもとに血圧のup downの指示を出すわけです

頸動脈が圧迫されると、そこだけ圧力がかかって「血圧が急上昇した!!」というニセの情報が脳に送られてしまいます。すると脳は「やばい！血圧高い！血圧下げなきゃ!!」とカンちがいして、血圧を下げる指示を出します。
血圧が必要以上に下がり→脳血流へる→失神 となるわけです。
決して動脈の血流を止めてるわけでも、窒息させてるわけでもないのだ。

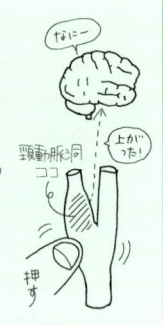

（なにー）
頸動脈洞 ココ
（上がった！）
押す

頸動脈の拍動の音をきくこともあります

下顎骨の直角になってるトコロの2cmくらい下で音をきくと一番雑音がききとりやすい

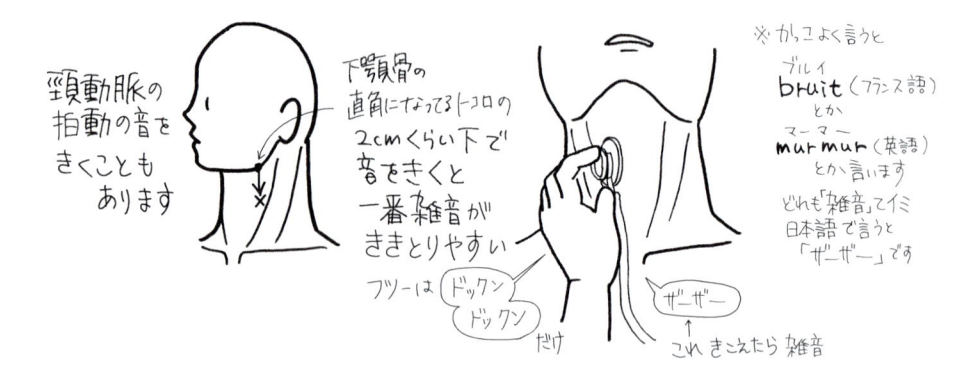

フツーは ドックン ドックン だけ

ザーザー
これ きこえたら 雑音

※かっこよく言うと
ブルイ bruit（フランス語）とか
マーマー murmur（英語）とか言います
どれも「雑音」てイミ
日本語で言うと「ザーザー」です

🌸 頸静脈の怒張ってナニ？
けーじょーみゃく　どちょー

どちょう といっても別に怒ってるわけでも いきんでるわけでもありません

ムッカー ← コレ
血管浮きあがってるってことです

フツーの人は起きてる時は何もない
↑何もなし！

寝ると出るのがフツー
ココに出た!!

自分で自分の頸静脈は見えないので
恋人が横で寝てる時にcheckするといいですよ♡ マジで

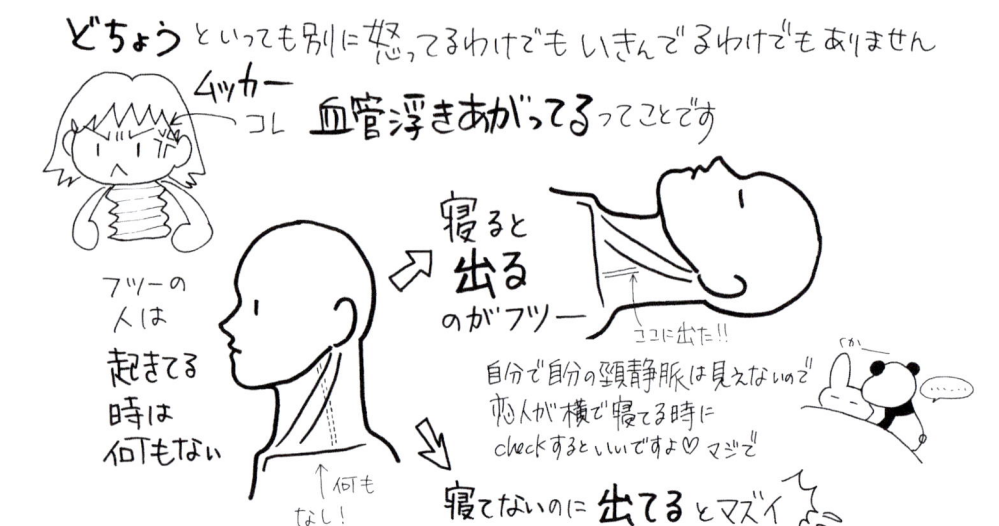

寝てないのに出てるとマズイ

ねじ子のぐっとくる体のみかた　055

正確に測ると 45°の半座位で 4.5cm 以上見えてると ヤバイ

起きられない人の場合は……
胸鎖乳突筋を こえていきます
寝てるなら 首の長さの 1/2 より上まで 見えてたら ヤバイ

✿ なんで頸静脈ははれるの?

上大静脈
下大静脈
右房
右室

静脈を通って 体中の血が心臓に 戻って来ます

何らかの原因で 右房がパンパンになると その上流もパンパンになって

上大静脈も 下大静脈も パンパン
だけどこっちは体の奥深くなので 目にすることはできない

これのみ見える

皮膚表面に近い 外頸静脈の パンパンが 目で見えるようになります

※ ホントに右房に血がたまった（うっ血性心不全 どっかで血栓つまってる（肺塞栓症）etc）場合はもちろんのこと

※ 相対的な「パンパン」でも こうなるので
・外から心臓がおされてる時（心タンポナーデ 緊張性気胸 長い間の息ごらえ etc）
・横になっただけでも

肺　肺

大きく息を吸って 10秒間止めると 普通の人でも 首に血管が 浮き上がってきます

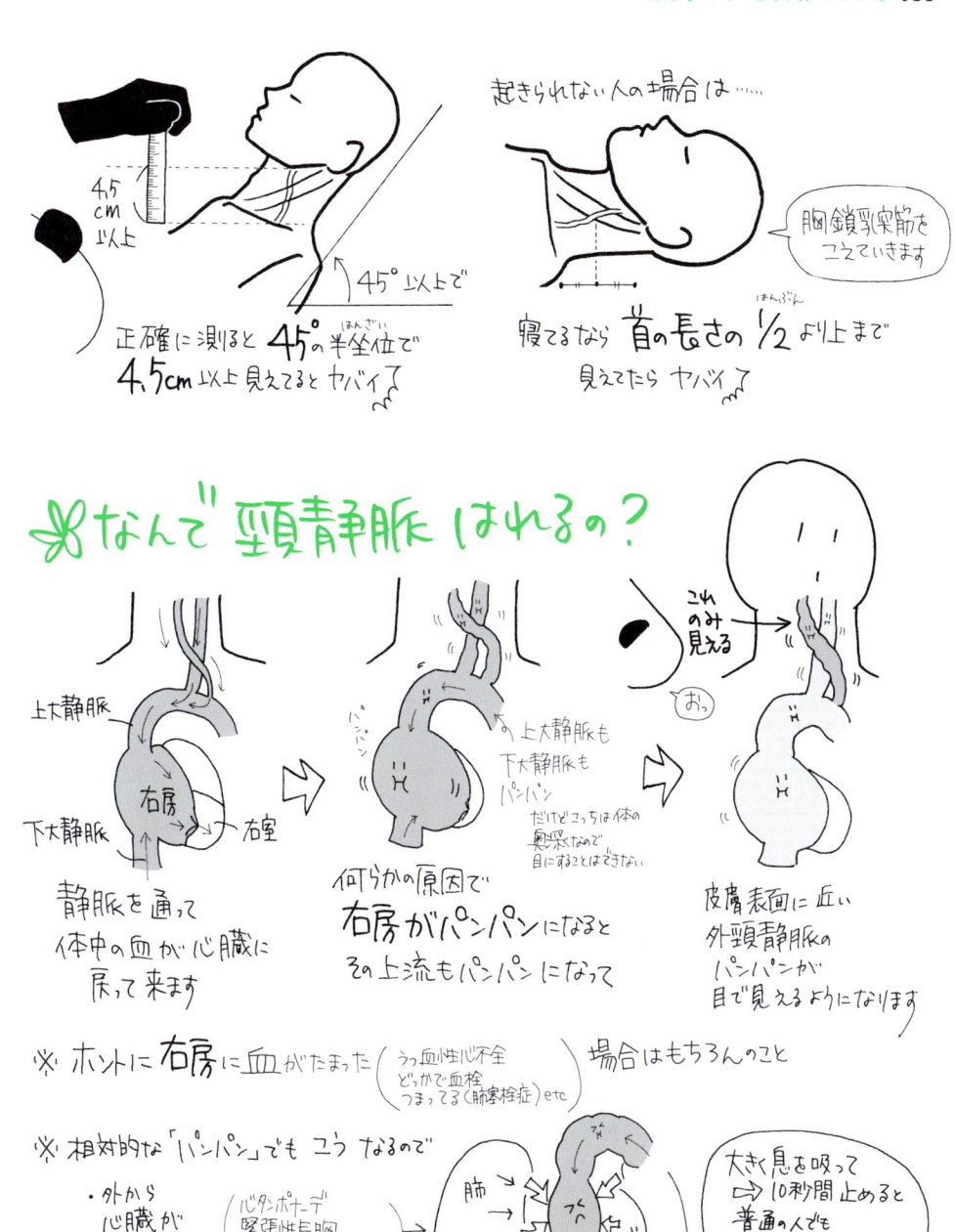

首に血管が浮き上がる＝イコール＝頸静脈は怒張します

| 体のみかた | 顔面のみかた | **頸のみかた** | 胸のみかた | 腹のみかた |

056

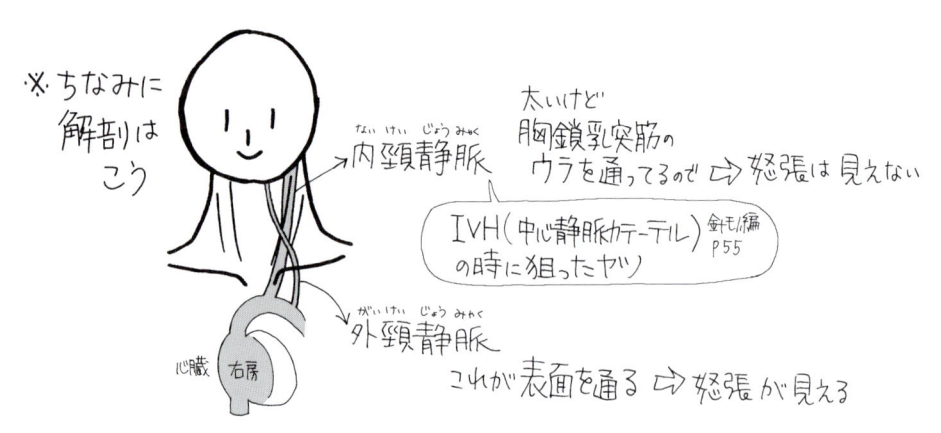

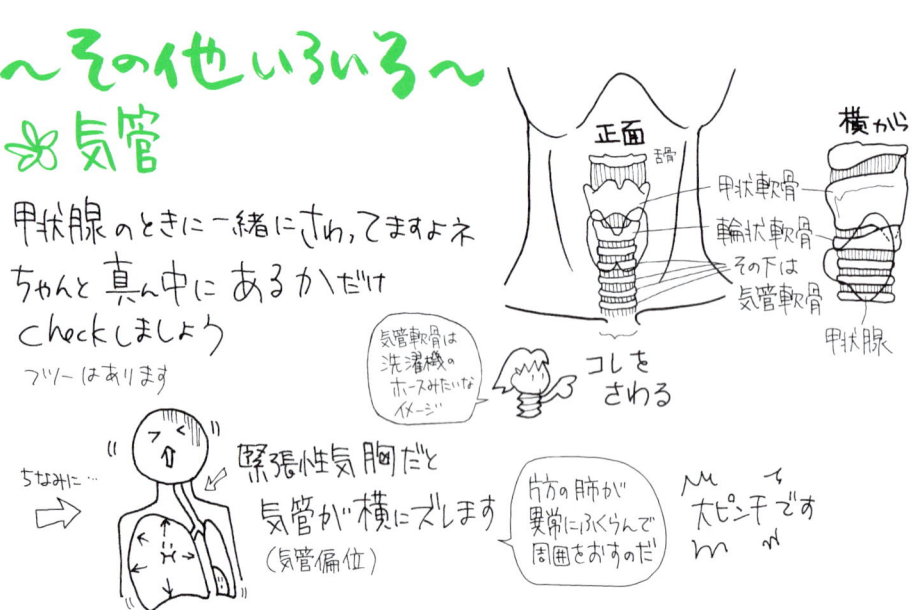

※ちなみに解剖はこう

- 内頸静脈 … 太いけど胸鎖乳突筋のウラを通ってるので ⇒ 怒張は見えない
  - IVH（中心静脈カテーテル）の時に狙ったヤツ 針モノ編 p55
- 外頸静脈 … これが表面を通る ⇒ 怒張が見える

心臓 右房

〜その他いろいろ〜

❀ 気管

甲状腺のときに一緒にさわってますよネ
ちゃんと真ん中にあるかだけ check しましょう

フツーはあります

正面：舌骨、甲状軟骨、輪状軟骨、その下は気管軟骨、甲状腺
横から：甲状軟骨、輪状軟骨、気管軟骨

気管軟骨は洗濯機のホースみたいなイメージ

コレをさわる

ちなみに… 緊張性気胸だと気管が横にズレます（気管偏位）

片方の肺が異常にふくらんで周囲をおすのだ

大ピンチです

❀ カルテにこれを書けるようになるのが目標。

「頸部：甲状腺腫大（−）、表在リンパ節触知せず、
　　　頸静脈怒張（−）、bruit（−）」

この4つの所見をcheckできるようになればOK。

ねじ子のぐっとくる体のみかた　057

首のイラストはあんまり描きませんけど
(めんどくさくて簡略化しにくいんだ)
腫瘍とかさわった場合はこんな風に描きます

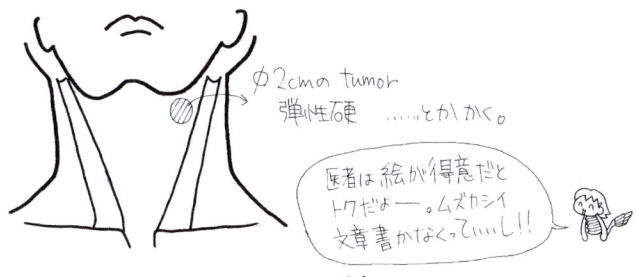

φ2cmの tumor
弾性硬　……とかかく。

医者は絵が得意だとトクだよー。ムズカシイ文章書かなくっていいし！！

これで首はおしまい。
おつかれさま！

～おまけ。項部硬直～

髄膜刺激症状ってなに？

どっちかっつーと神経のお話だけど首を動かすのでここに書きます

脳みそとそっから伸びている**脊髄**は**髄液**という名の液体にちゃぷちゃぷとひたされています

この髄液が
① バイ菌やウイルスに感染した（脳炎や髄膜炎）
② 血まみれになってる（くも膜下出血）
などの
トラブルがおこると、こんな症状が出ます。

1. 項部硬直 ー一番基本！
2. neck flexion test
3. Jolt accentuation of headache
4. ケルニッヒ徴候
5. ブルジンスキー徴候

1項部硬直のおまけ
どっちも首が硬くなってるかを調べる

首が短くて首の硬さ（1 2 3）がわかりにくい小児にオススメ

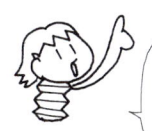

こころらへんをまとめて**髄膜刺激症状**と言います
脳＆脊髄をつつんでる**髄膜**が刺激から身を守るために体を硬くするイメージです

🌀 首が かたい！ガッチガチ！！

① 項部硬直 (うなじが かたいってこと)

これが一番有名！
ぶっちゃけ これだけでも OK
まずは これだけ覚えよう

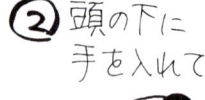

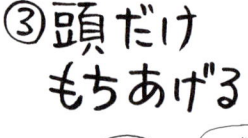

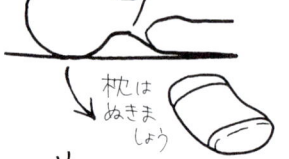

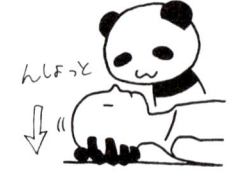

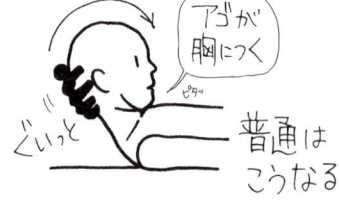

① 寝ころがって もらって
　枕は ぬきましょう

② 頭の下に 手を入れて
　んしょっと

③ 頭だけ もちあげる
　アゴが 胸につく
　ぐいっと
　普通は こうなる

④ 首が硬いと 首が曲がらないで **肩から上がる**
　うぉー
　ぐいっ
　項部硬直 ⊕
　ここが一枚の板のようにガチガチ
　または背骨が一本の棒のようにかたーくなるイメージ

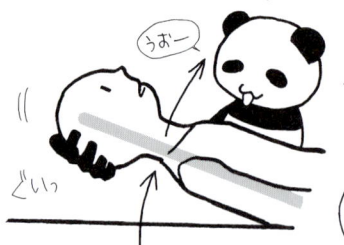

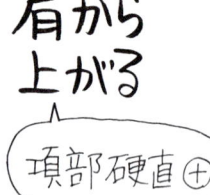

※胸を おさえて みよう
　ぐっ
　それでも肩から もち上がったら
　項部硬直 ⊕

② ↑これを自力でやってもらうのが neck flexion test (くびを 曲げる テスト)

意識が はっきりしてる &
こっちのいうことに きちんと従ってくれる
（オーダーが入る）状態 なら
自分でやってもらうと らくちんです

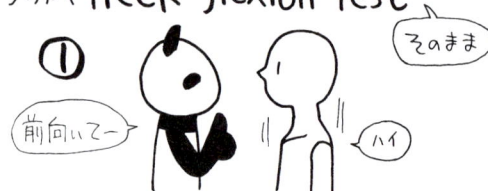

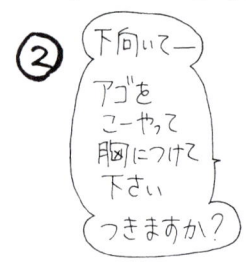

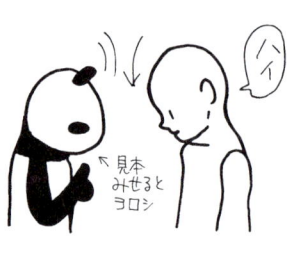

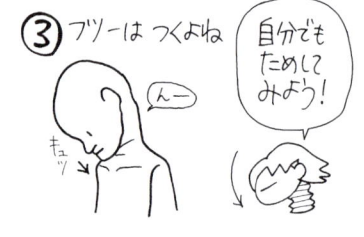

① 前向いてー
　ハイ
　そのまま

② 下向いてー
　アゴを こーやって 胸につけて 下さい
　つきますか？
　見本 みせると ヨロシ
　イッ

③ フツーは つくよね
　んー
　キュッ
　自分でも ためして みよう！

ねじ子のぐっとくる体のみかた　059

④ アゴがつかないと異常
アレ？
ここが一枚板状態

⑤ ちなみにこっちは動かせる（横方向）
キョロ キョロ

※パーキンソン病のように関節まるごと硬くなって固まっちゃった場合や、寝ちがえや肩こりや筋肉痛だとタテもヨコもダメになります
ぶんぶん ✕

３ 頭ブンブンだだこねっ子

正式名称：jolt accentuation of headache (ゆさぶると つよくなる 頭痛)

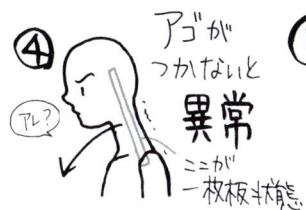

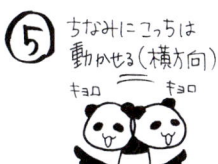

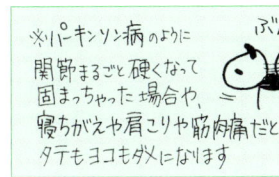

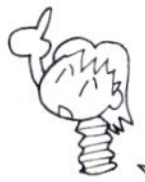

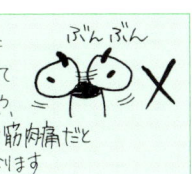

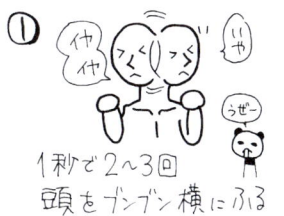

① イヤイヤ つくりつつ いや うぜー
1秒で2〜3回 頭をブンブン横にふる

② これで頭痛がひどくなるようだと異常です。
「ジョルト⊕」とかいう

長くて覚えにくいのでただ単に「ジョルト」と呼ぶことが多い

ジョルトがなければ髄膜炎はたいてい否定できるってくらい感度の高い検査です

以上、首の硬さチェック方法でした。

４ ケルニッヒ徴候 (Kernig's sign)
首じゃないけどものついでに

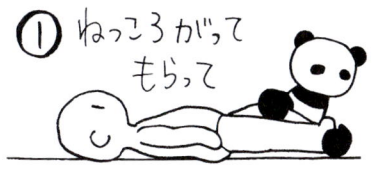

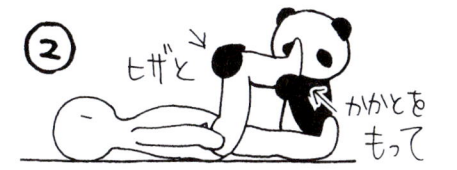

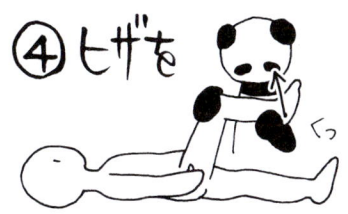

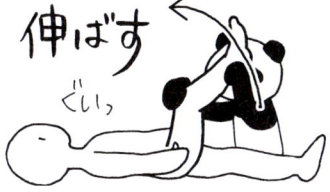

① ねっころがってもらって

② ヒザと かかとをもって

③ まず片足をこう上げる 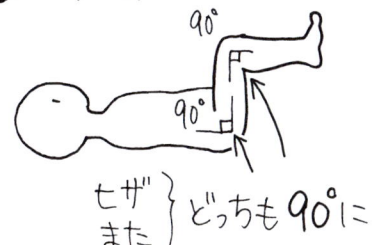
90°
90°
ヒザ また｝どっちも90°に

④ ヒザを 伸ばす
くっ ぐい

といってもまっすぐ (180°) にはなりません。
ヒザ＊が135°以上になれば正常

⑤ 髄膜 or 髄液になんかあると……

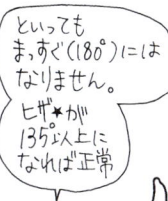

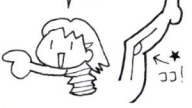

ココ！＊

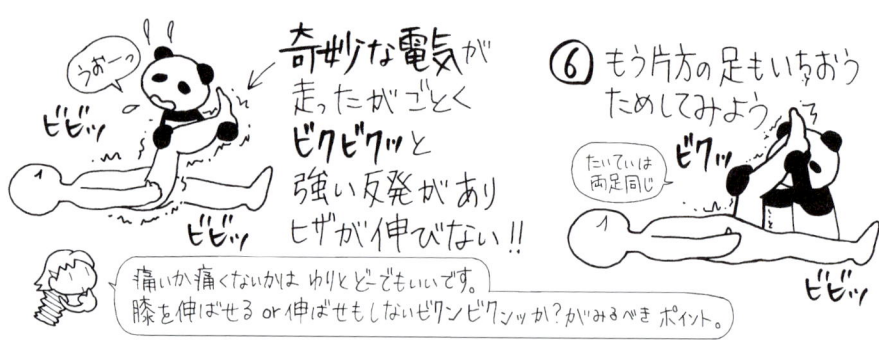

| 体のみかた | 顔面のみかた | **頸のみかた** | 胸のみかた | 腹のみかた |

060

うぉーっ
ビビッ
奇妙な電気が走ったがごとく **ビクビクッ**と強い反発がありヒザが伸びない!!
ビビッ

⑥ もう片方の足もいちおうためしてみよう
たいていは両足同じ
ビクッ
ビビッ

痛いか痛くないかは ゆりとどーでもいいです。
膝を伸ばせる or 伸ばせもしないビクンビクンッか？がみるべきポイント。

※ちなみに**痛いかどーか**が重要なのはこちら

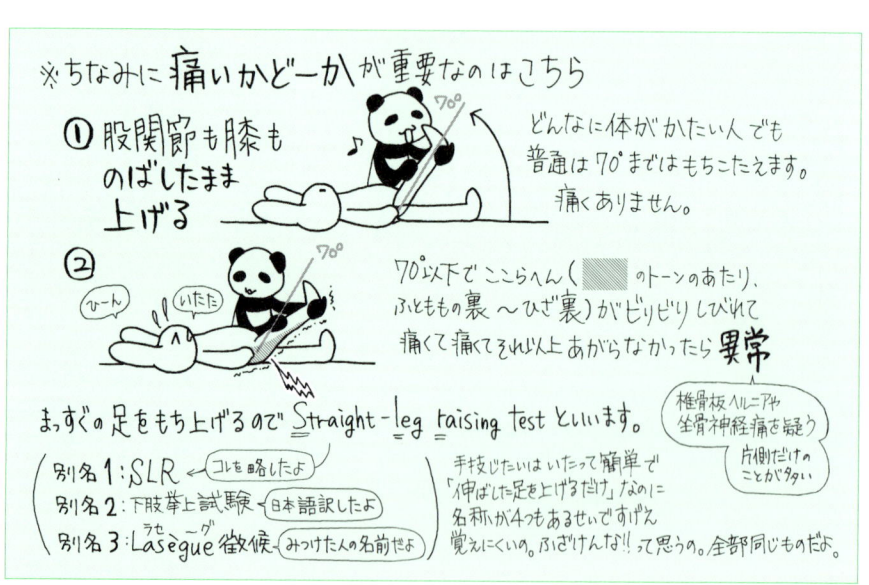

① 股関節も膝ものばしたまま上げる
70°
どんなに体がかたい人でも普通は70°まではもちこたえます。痛くありません。

② ひーん いたた
70°
70°以下でここらへん（　　のトーンのあたり、ふとももの裏〜ひざ裏）がビリビリしびれて痛くて痛くてそれ以上あがらなかったら **異常**

椎間板ヘルニアや坐骨神経痛を疑う
片側だけのことが多い

まっすぐの足をもち上げるので Straight-leg raising test といいます。

別名1：SLR ← コレを略したよ
別名2：下肢挙上試験 ← 日本語訳したよ
別名3：Lasègue徴候 ← みつけた人の名前だよ

手技じたいはいたって簡単で「伸ばした足を上げるだけ」なのに名称が4つもあるせいですげん覚えにくいの。ふざけんな!!って思うの。全部同じものだよ。

---

⑤ ブルジンスキー徴候　Brudzinski's sign

① やることは **項部硬直と一緒**
ブンブン
ブン
胸をおさえて
首を曲げようと頭をもち上げる
これを何回かくり返しやっていると……

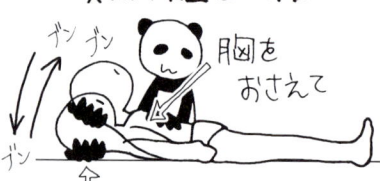

② キュッとたてひざになったら
⇒ **異常**
ブルジンスキー
お プラス ⊕
ぐっ
股関節☆と膝★が曲がる

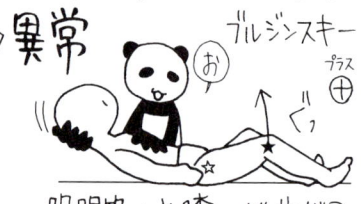

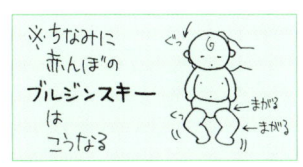

※ちなみに赤んぼのブルジンスキーはこうなる

以上、髄膜刺激症状5つでした。
じゃーコレいつやるのよ？

これが一番有効なのは
佃煮にできそうなほど外来にあふれている **発熱＆頭痛** の患者さんの中から、ホンモノの **髄膜炎** を見つけ出す時です。
髄膜炎は昔からこの3つの症状があると言われています。しかし実際は

この3つを見たら髄膜炎か！
1 発熱
2 意識障害
3 項部硬直

・ホンモノの髄膜炎でも3つ全部揃わないことが多い。熱だけだったりとか。
・意識障害とか言ってるけどもともとの意識レベルが正直よくわからん。元々こんなもんなんじゃねーの？と思っちゃう。熱でうなされてるだけとかさー。(子供や認知症のご老人など)
・そして髄膜炎は子供とご老人に多い！！
・③項部硬直は子供→首が短いしオーダーが入りづらい。老人→もともと関節が固くなっちゃっている人が多くこれまたわかりにくい。どーせいっちゅーんじゃ！！

……などの理由から、
この3つだけじゃなかなか判断できないんだよ……。
髄膜炎はCTにもうつらないしー……。さあどーしょー……。って時に

5つの髄膜刺激症状をcheckしよう！！

ちなみにくも膜下出血は頭部CTにバッチリうつるので診断はしやすい

[カルテの記載例]
38.1℃ JCS I-10 ← 熱と軽い意識障害アリ
項部硬直 (−)
Jolt (+)
Neck flexion (+)
Kernig (−)
Brudzinski (−)

首が硬いかどうかは自分の感性がすべてなので項部硬直にちょっと自信がない時、この2つをあわせてやるのがオススメ。患者さんにやってもらおう。

この2つはすべての髄膜炎患者に出るわけじゃない。いやむしろ出ないことの方が多い。けど、これが出たらほぼ間違いなく髄膜炎なの。

まっつまり熱があってボーッとしてたり頭が痛い人がいたらこの5つをやれってことです。そしてるんなんはいっぱいいますただのかぜとか

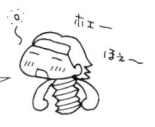

5つともなければ髄膜炎やくも膜下出血はほんとこう否定的。
5つのうちどれか引っかかったら、適宜追加検査しましょう。
(頭部CT＆腰椎穿刺で髄液を調べたり。やり方は『ねじ子のヒミツ手技 1st lesson』をcheckだ！)

おまけコーナー

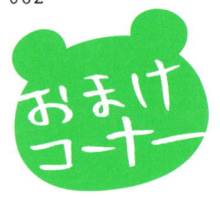

～ねじ子のかんたんイラスト講座♡～
カルテのイラストはこう描こう！

①首

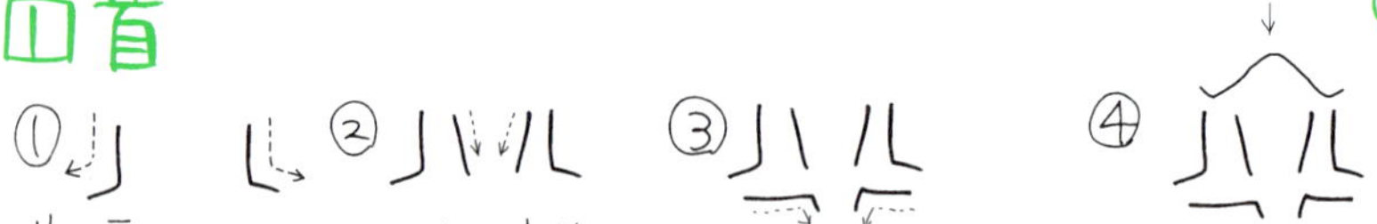

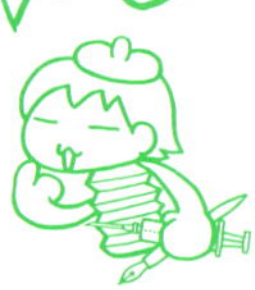

① 首〜肩のアウトラインを描いて

② 胸鎖乳突筋と

③ 鎖骨さえ描けばそれっぽくなります

④ あごのラインを加えるとなお可

②のど

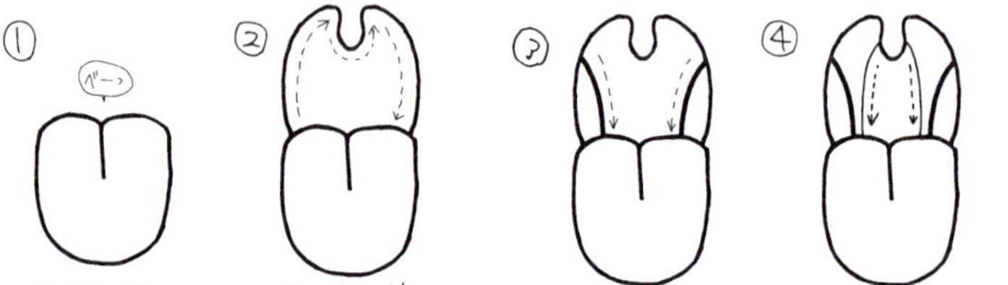

① べろを描く

② いちばん外のMアーチを描く のどちんこ忘れずに

③ 扁桃を描く

④ 一番内側のハアーチを描く

③胸

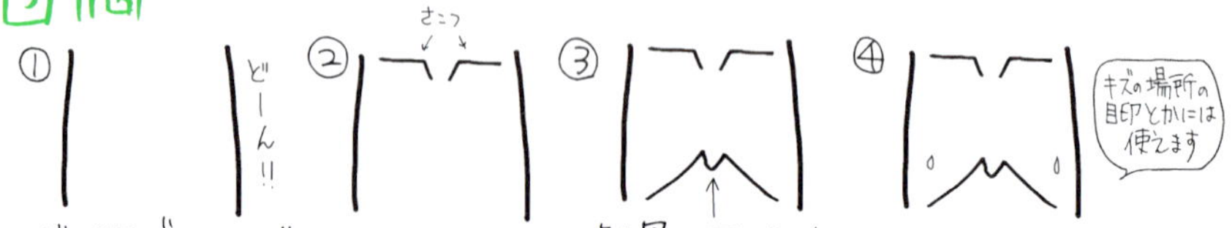

① ずん胴でいいので体を描く

② やっぱり鎖骨を描いて

③ 肋骨の下のふち真ん中とんがってるとそれっぽい

④ 乳首は描いても描かんでもよろし

（キズの場所の目印とかには使えます）

④腹

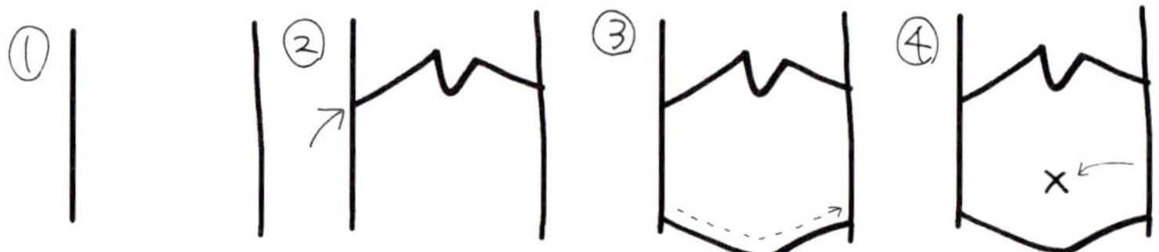

① これまたずん胴でいいので体を描く

② 胸と同様に肋骨の下縁を描いて

③ 足のつけね（鼠径）のライン

④ へそは描こう

（痛い場所を表現しやすくなります）

体のみかた 04

胸（むね）の みかた

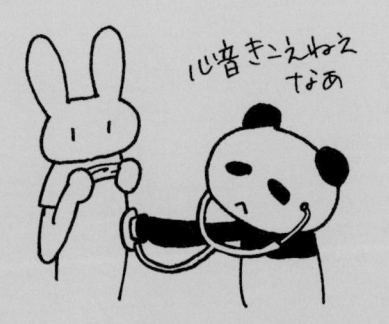

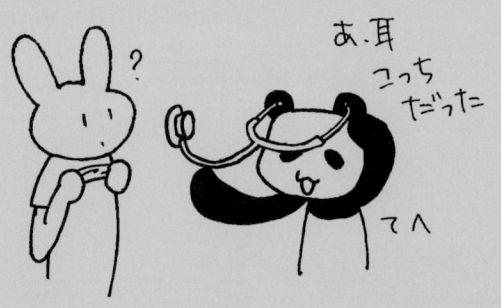

胸のみかた

「診察しますねー」というと、たいていの患者さんはシャツのボタンを外して、胸を開けてくれます。「もしもしするよー」と言えば、小さいお子さんでも、服を上げて胸を見せてくれます。「**診察**」**イコール**、「**胸の音を聴く**」**こと**。そんな認識が患者さんにまで浸透しているくらい、有名な診察方法です。そう、胸の診察といえば、聴診器で音を聴くこと。それ以外ありません。いや、本当は他にもいろいろあるんだけど、大して重要じゃない。胸の音より大事なモノってありあません。正常な胸の音の所見は、こうやって書きます。

正常であっても、必ずカルテに書かなくてはいけません。それはどの部位の診察をしたときも同じです。見たことは、正常であっても、すべてカルテに書きましょう。なぜなら、所見が書いてある＝「きちんと見た」という証拠になるからです。逆に、たとえきちんと診察していたとしても、その所見をカルテに書いていなかったら!!書き忘れていたら!貴方は「見ていなかった」きつく言えば「見逃した」のと同じになってしまう危険があります。医療訴訟が日常的になった昨今、医療従事者が自分の身を守る手段として、これは大変重要なことです。「自分がみたときは!異常なかったの!!」ということを、忘れずに証拠として残す習慣をつけましょう。

> 胸部：心音　S1 → , S2 → , S3 (−), S4 (−),
> 　　　雑音 (−), 正常呼吸音 (ラ音なし)
> ※ 英語で書くなら、no murmur, no rales

〜胸の表面みたり〜
🌼 肋骨のさわり方

胸の場所の指標はやっぱり肋骨です。

(1) まず "**胸骨角**" をさがします (2nd Lesson 心電図でもやりました)

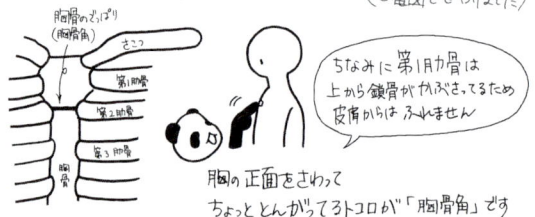

ちなみに第1肋骨は上から鎖骨がかぶさってるため皮膚からはふれません

胸の正面をさわってちょっととんがってるトコロが「胸骨角」です

コレ！胸骨角
ここもよくさわるとトンガリ（剣状突起）
ショッカー
ほねほねロック
肺も心臓もこの中に収納されてる

(2) その横の骨が **第2肋骨** です
(3) → その下の "あいだ" が **第2肋間**
(4) あとは 降りていきましょう
　→ その下の骨が **第3肋骨**
　→ その下の "あいだ" が **第3肋間**
　→ その下の骨が **第4肋骨**
　→ その下の "あいだ" が **第4肋間** ....となります。

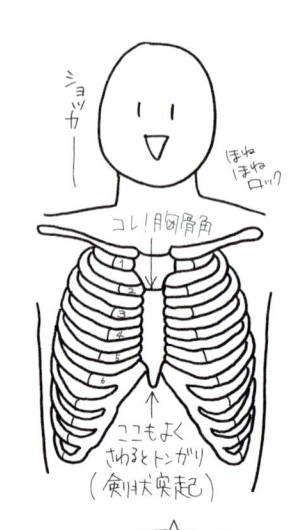

ねじ子のぐっとくる体のみかた　065

ここで調べたナンバリングは胸を診るときの全てのメルクマークとしてず———っと使うので確実にできるようになろう！！

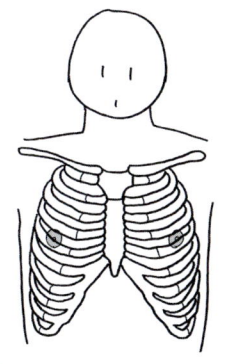

ちなみにちくびは第4肋間くらいにあることが多い

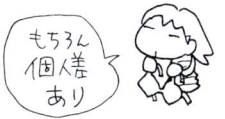

もちろん個人差あり

❋ 手っ取り早いさわり方

第1肋骨は **さわらない** ということを逆手に取って

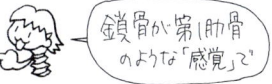

鎖骨が第1肋骨のような「感覚」で

① 鎖骨の下 に人さし指を置く（第1肋間）
② 肋骨と肋骨の間に指を順番にそえていって
③ 中指のトコロが **第2肋間** （さいしょに心音をきくトコロ）
　　小指のトコロが **第4肋間！！** （心電図のC1,C2をはるトコロ）

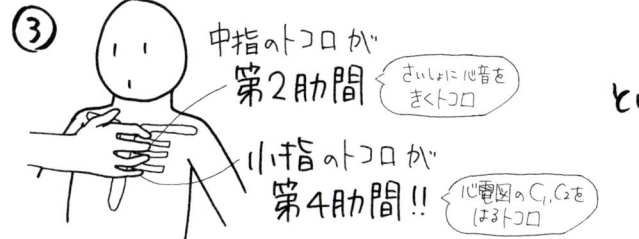

という方法も早くてオススメ！！

❋ さわってたたいて 中身を 推測

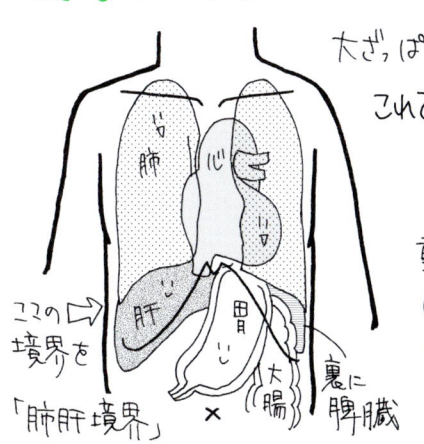

大ざっぱに言うと胸の中身はこんな感じ。
これを外から **さわってたたいて** あてよう。

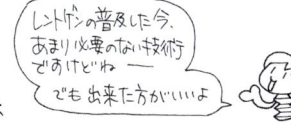

肺　心　肺
肝　胃　裏に膵臓
大腸

ココの境界を「肺肝境界」

レントゲンの普及した今、あまり必要のない技術ですけどね——
でも出来た方がいいよ

重要なのは
(1) どこまでが 肺 か？
(2) どこらへんに 心臓 があるか？
をcheckすることだけです。

胸のみかた

066

✿ たたいてみよう。(打診)

鎖骨の中点にあたるトコロを　　降りてくるカンジで こうたたく。　　こうでも可

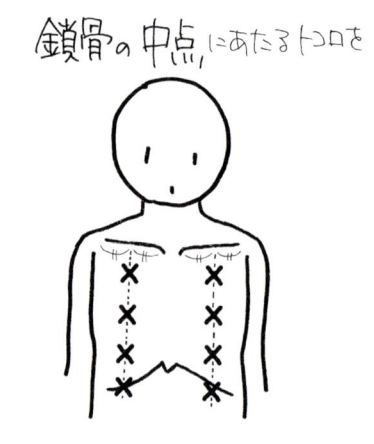

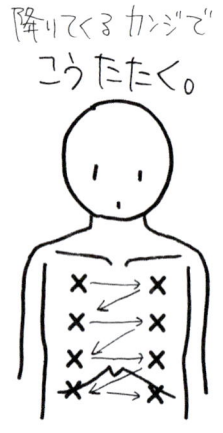

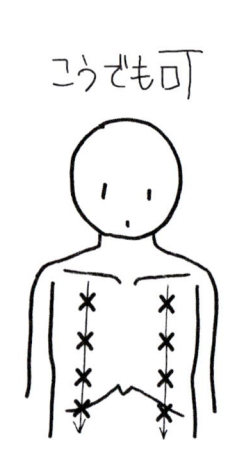

大ざっぱには こんな感じの音がするヨ！

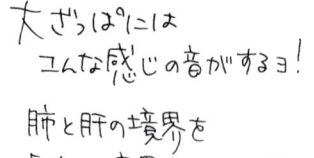

肺と肝の境界を 「肺肝境界」といいます これをcheckしよう！

ここが「肺肝境界」 → clean / dull / ティンパニ

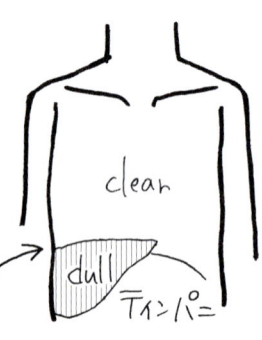

実際は、高い音2つ (cleanとティンパニ)の差はほとんどわかりません。でも、dull (低い音)と高い音の差はよくわかります。

→ 高音と低音の境目さえわかればOK！
dullになったらそこから下に肝臓がある領域

肺肝境界はだいたい第6肋骨くらい
→ あんまり上がってると
　・肝腫大 (肝が大きくなってる)
　・実は肺に水がたまってdullの音がしてる (肺炎・胸膜炎)
→ あんまり下がってると 肺気腫 (肺がふくらんでる)

あたりを疑う

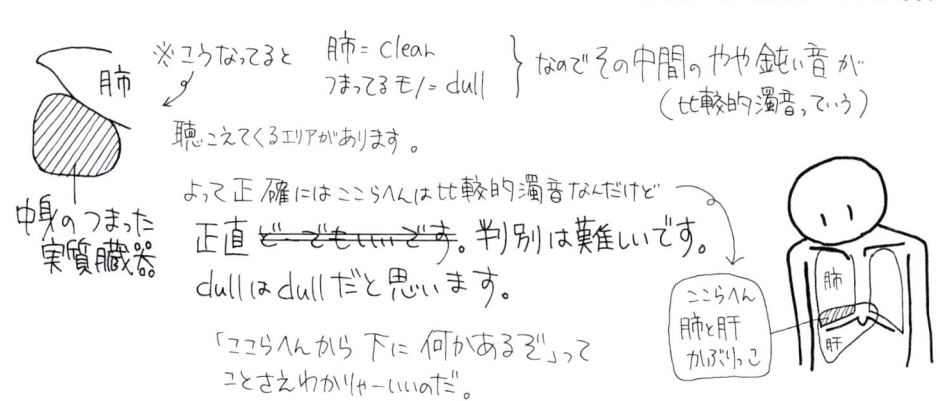

ねじ子のぐっとくる体のみかた 067

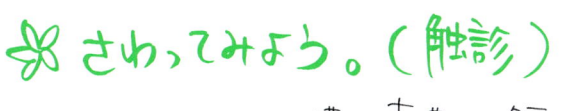

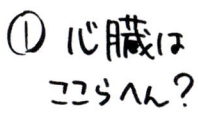

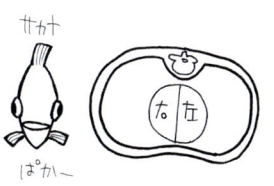

※こうなってると 肺 = clean / つまってるモノ = dull } なのでその中間のやや鈍い音が聴こえてくるエリアがあります。(「比較的濁音」でいう)

よって正確にはここらへんは比較的濁音なんだけど 正直どーでもいいです。判別は難しいです。dullはdullだと思います。

「ここらへんから下に何かあるぞ」ってコトさえわかりゃーいいのだ。

ここらへん 肺と肝 かぶりっこ

❀ さわってみよう。(触診)

① 心臓はここらへん？

心臓は真横でもタテでもなく ちょっとローリングしてます

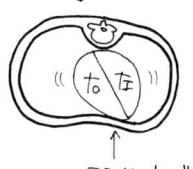

さかな ぱかー 右 左 → 右 左 ここがカベにあたる

人によっては拍動が目に見えます

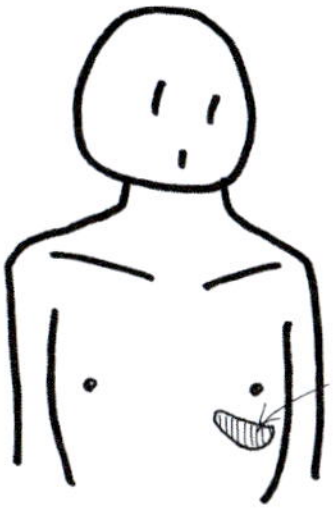

やせてないとダメ

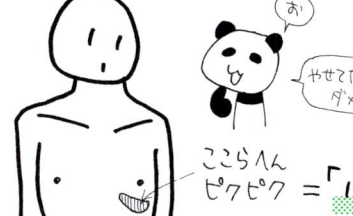

※正確に書くと
・第4〜5肋間あたり
・体のド真ん中から10cmくらいのトコロ
(これより遠いと心臓大きい可能性あり)

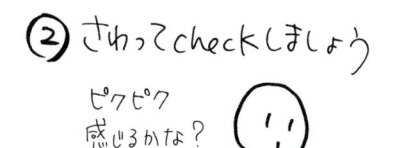

ここらへんピクピク =「心尖拍動(しんせんはくどう)」といいます

② さわってcheckしましょう

ピクピク感じるかな？
これは正常➡ ピクッピクッ

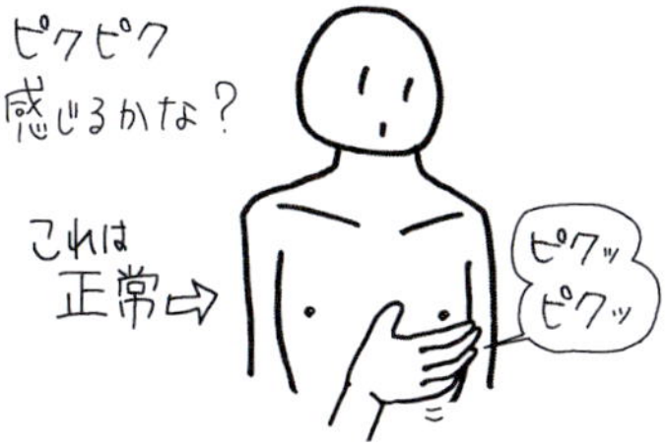

ブルブルふるえてると……
"振戦(しんせん)"といいます。これは異常。
(英語でthrill スリル)

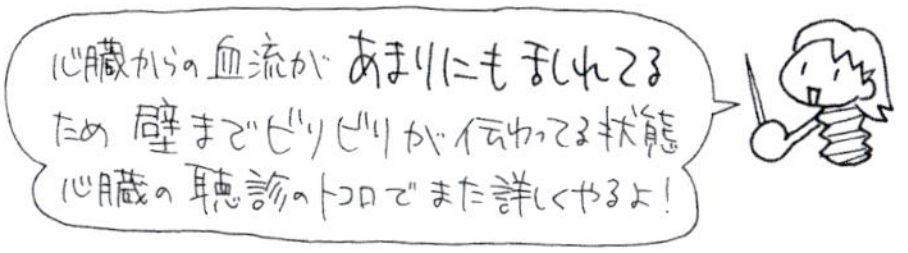

心臓からの血流があまりにも乱れてるため 壁までビリビリが伝わってる状態 心臓の聴診のトコロでまた詳しくやるよ！

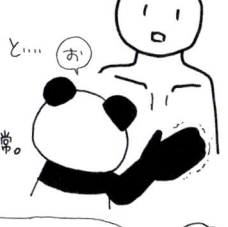

| 体のみかた | 顔面のみかた | 頸のみかた | **胸のみかた** | 腹のみかた |

こーゆーメカニズムなので

かがむ または **左側を下にすると**

ひだりそくがい
左側臥位 といいます

心臓がいちばん胸の壁に近くなる体位

ピクピクがより感じやすいです

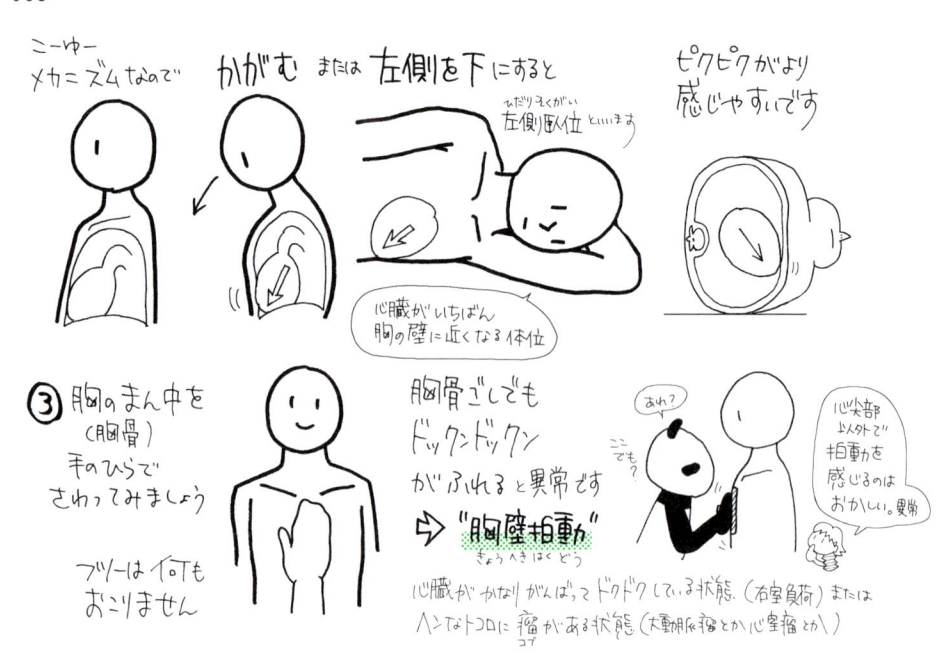

③ 胸のまん中を（胸骨）手のひらでさわってみましょう

フツーは何もおこりません

胸骨ごしでもドックンドックンがふれると異常です

⇒ "**胸壁拍動**"
きょうへきはくどう

あれ？
ここで

心尖部よりメンタで拍動を感じるのはおかしい。異常

心臓がかなりがんばってドクドクしている状態。(右室負荷) または
ヘンなトコロに瘤がある状態（大動脈瘤とか心室瘤とか）

🌿 肺はどこまで？（**声音振盪** といいます）
 ぜいおんしんとう

手のわきで感じましょう

① こう手をおいて

両手いっぺんでも片手ずつでも可

はっ！

② ひと————っ

ココのぅ————のところが肺に響く

あ————でも可
あ————

やってみよう！

自分でもできます

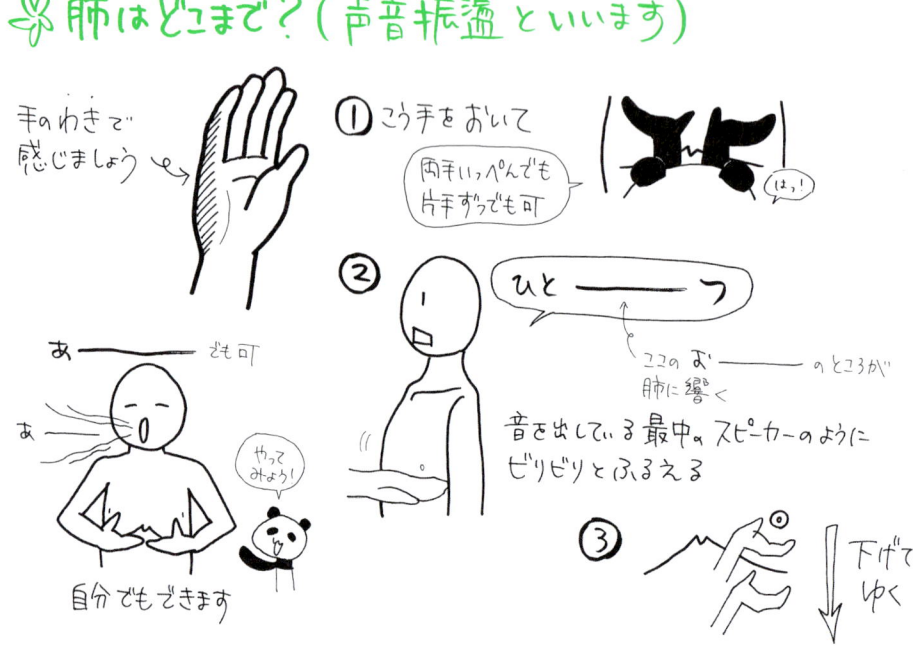

音を出している最中のスピーカーのようにビリビリとふるえる

③ 下げてゆく

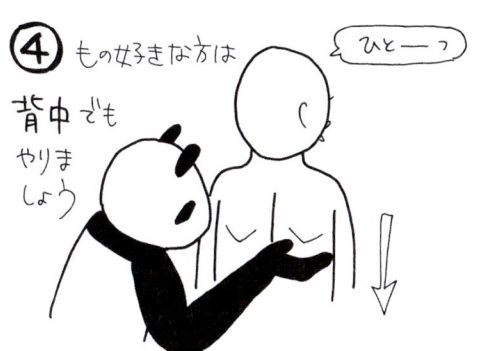

④ ものずきな方は 背中でも やりましょう 「ひとーつ」

⑤ どこまで肺か 予想します

どのくらい響くかは 人によって全然違うに決まってるので **左右をくらべる** のが大事です

ズバリ！実際に現場で やったことはない!!

〜胸の音を聴け〜

胸に聴診器あてるのって **病院のキホン** ですよね。
でも 一体 何をきいてるんですかね？

🌱 胸にあるのは 肺と心臓。

もーその2つに尽きます。
それ以外ありません。
しかもどっちも 生きていくために
すげえ重要 な臓器です。
あ、女の人には 乳 があるか。

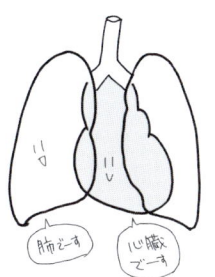

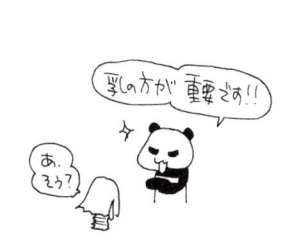

「乳の方が重要です!!」
「あ、そう？」

肺の音 は要するに **呼吸音**。
心臓の音 はよーするに **心臓の拍動する音** ですね。
どっちから聴いても良いですが、
- 心音 はその人が死んでない限り **絶対に聴こえる**
  → 聴診器のcheck、耳慣らしができる
   実は聴診器が耳に入ってなかったとか、確認できる

- 呼吸音は **個人差が大きい**
  ⇨ 全く聴こえない人、すげえ呼吸音が小さい人がけっこういる

ので、**心臓の音から**聴くことが多いです

🌱 **じゃ、胸、あけて下さーい。**

胸を全部はだけさす。
ブラジャーは外す！ 教科書的には基本です。

しかし現実はそうはいきません。ブラ外すのってすげーめんどうなんだよねホック背中だしさ——。嫌がる女性にブラ外すのをうながすって正直かったるい！！特に男のセンセイはめんどうにまきこまれたくないでしょう。
ただでさえ女性の胸は脂肪のふくらみが邪魔で、音が聴きとりづらい＆思い通りの場所で聴けない傾向があります。えらいハンデです。
と、いうわけで

⇨ 初心者のうちは**男の人♂の胸**で練習しましょう。
　　どんどんいろんな♂を脱がせて胸の音をききましょう。
⇨ するとしだいに上達してきて**ブラさせたままでも**なんとか聴こえるようになります。正直、正常所見だったら、それで十分です。

もちろん**本気の診察**（異常がありそう、変な音がする、肺や心臓の病気がありそう）の時は
きっちり脱いでもらいましょう。

〜心臓ドキドキ〜

❋ 心臓の音を聴け!!

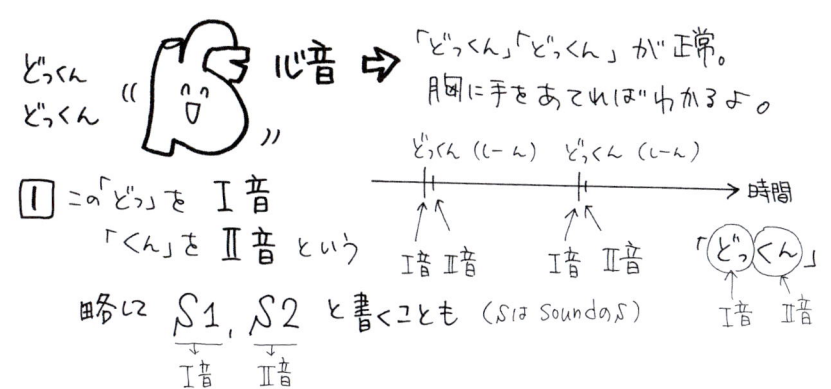

どっくん どっくん 《心音》 ⇒ 「どっくん」「どっくん」が正常。
胸に手をあてればわかるよ。

①この「どっ」を Ⅰ音
「くん」を Ⅱ音 という

略に S1, S2 と書くことも (SはSoundのS)
　　　↓　↓
　　　Ⅰ音 Ⅱ音

どっくん(しーん)　どっくん(しーん)
↑↑　　　　　　↑↑
Ⅰ音Ⅱ音　　　　Ⅰ音Ⅱ音　　→時間

「どっくん」
　↑　↑
　Ⅰ音 Ⅱ音

②心雑音 ⇒ 基本的には<u>ない</u>のが正常。あった時には、
その音の<u>種類</u>と<u>原因</u>しだい。

（きこえても何の問題もない雑音もたくさんある）

❋ 音源はドコ？

（めんどくさいけど心臓のしくみをちょっとベンキョーした方がラクに理解できます）

ヒトの心臓は**右と左**にわかれていてそれぞれに
があります。**2心房2心室**です。
{ 心房 （血の控え室）と
  心室 （一気に吐き出すポンプ）

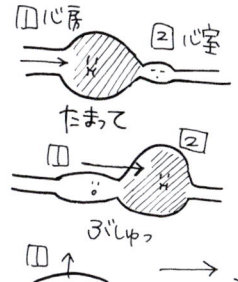

①心房　②心室
たまって

① ②
ぶしゅっ

□ →
↓ ぶしゅ—
次のを充填

この①と②の収縮のとき
ただ縮むだけでは血が戻ってしまいます。そこで**弁**ですよ。
　　　　　　　　　　べん

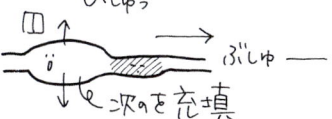

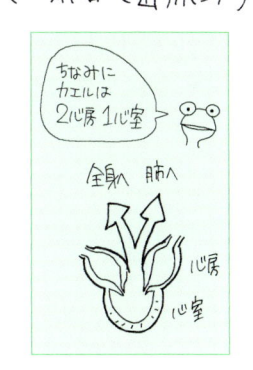

（ちなみにカエルは2心房1心室
全身へ 肺へ
心房
心室）

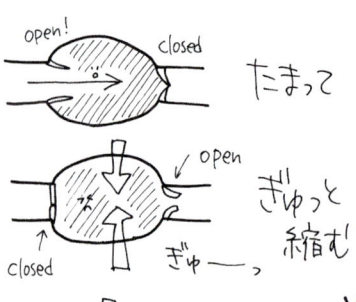

| 体のみかた | 顔面のみかた | 頸のみかた | **胸のみかた** | 腹のみかた |

072

open! closed
たまって

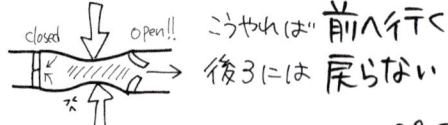

open
ぎゅっと縮む
closed ぎゅーっ

closed open!!
こうやれば **前へ行く**
後ろには 戻らない

この弁が **閉まるとき** に
バタンと音がします。
これが **心音** なのだ!!

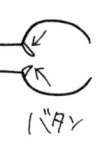

バタン　ギィー　でこぼこフレーンズ♪　バタン ←これ

ろーすると弁は理論的には **3つ必要**

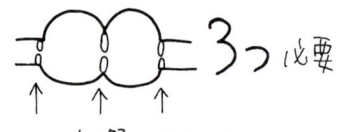

だけど実際は **圧力差と抵抗の関係で 2つ** ありゃ十分です

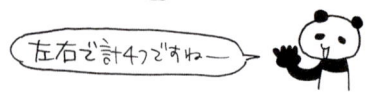

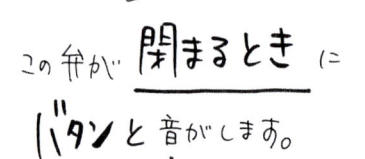

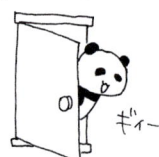

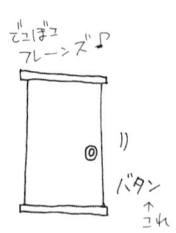

左右で計4つですね〜

全身 ← 房 房 → 肺
　　　 室 室
D　 C

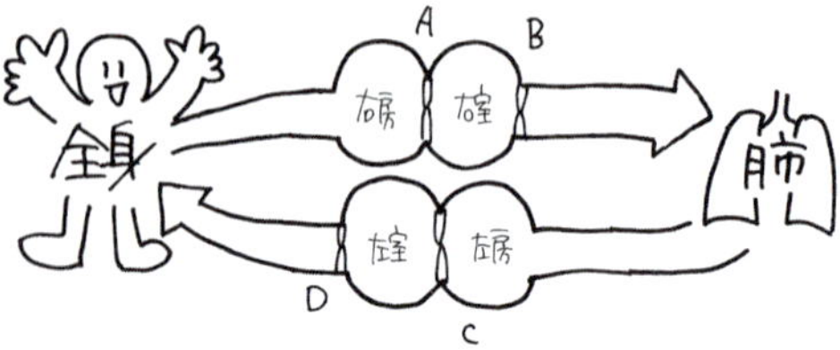

A: 三尖弁
B: 肺動脈弁
C: 僧帽弁
D: 大動脈弁　とゆー名前です

🌿 左右は 同時にちぢむ

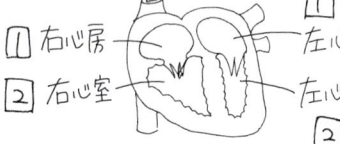

実際は こう ⇨ なっていて
まず 左右の ①心房 がいっしょに同じタイミングで縮んで
→ 次に左右の ②心室 が同時に縮む

① 右心房　① 左心房
② 右心室　② 左心室

まず左右の心房に血をためて ⇨ 心室にながしこんで ⇨ 心室ちぢんで動脈に血を流しこむ

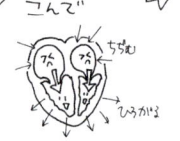

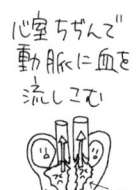

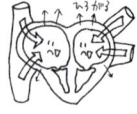

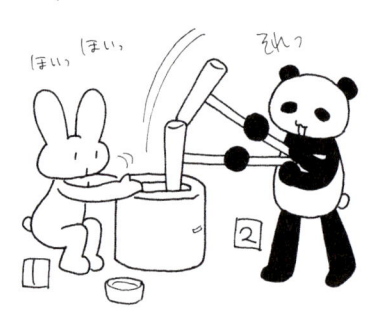

ほいっ ほいっ それっ

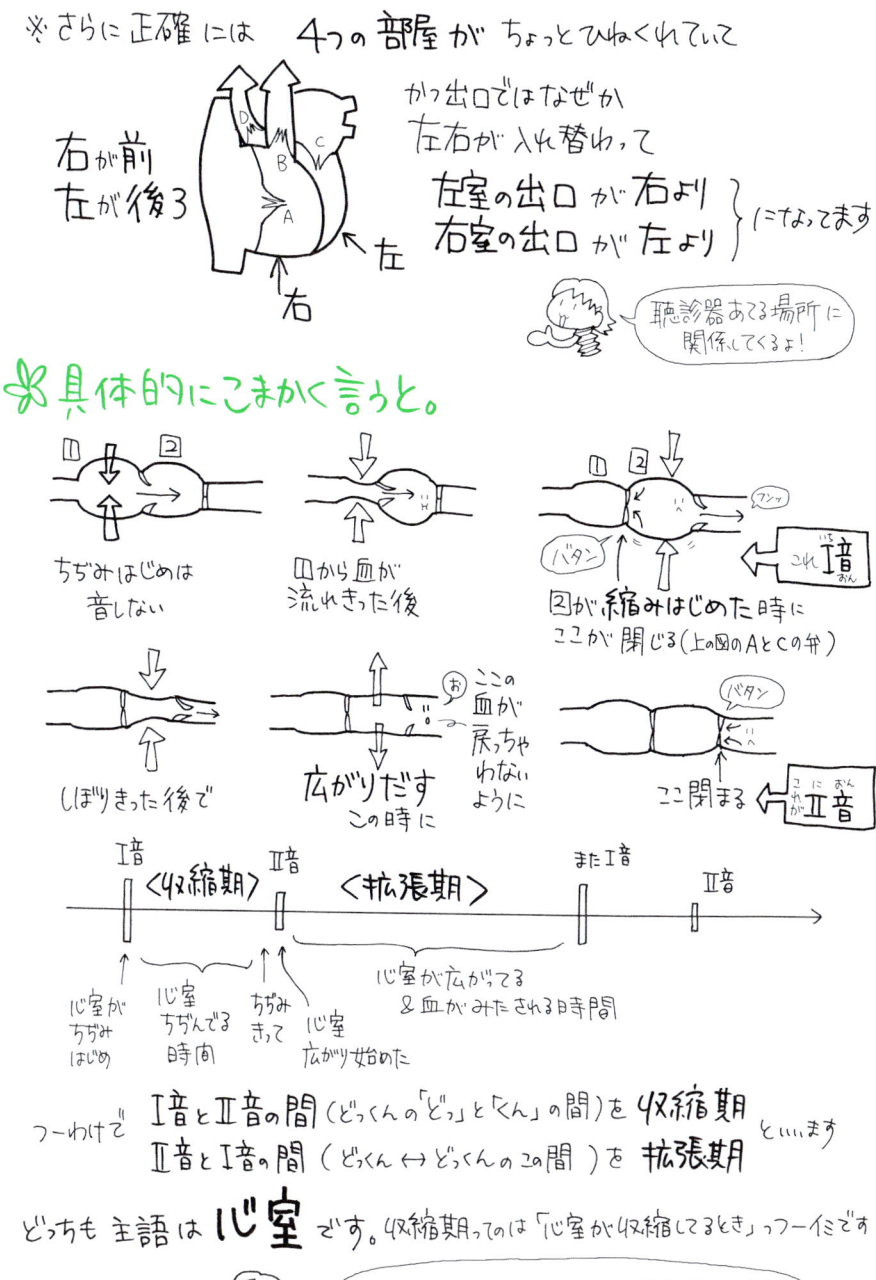

ねじ子のぐっとくる体のみかた 073

※さらに正確には 4つの部屋が ちょっとひねくれていて

右が前
左が後ろ

かつ出口ではなぜか左右が入れ替わって
左室の出口が右より
右室の出口が左より
}になってます

聴診器あてる場所に関係してくるよ！

※具体的にこまかく言うと。

ちぢみはじめは音しない

回から血が流れきった後

②が縮みはじめた時にここが閉じる（上の図のAとCの弁）
これⅠ音

しぼりきった後で

広がりだす この時に
ここの血が戻っちゃわないように

ここ閉まる
ここにぶんこれがⅡ音

Ⅰ音〈収縮期〉Ⅱ音〈拡張期〉 またⅠ音　Ⅱ音

心室がちぢみはじめ／心室ちぢんでる時間／ちぢみきって／心室広がり始めた／心室が広がってる＆血がみたされる時間

つーわけで
Ⅰ音とⅡ音の間（どっくんの「どっ」と「くん」の間）を 収縮期 といいます
Ⅱ音とⅠ音の間（どっくん⇔どっくんのこの間）を 拡張期

どっちも主語は **心室** です。収縮期ってのは「心室が収縮してるとき」ってーイミです

心房はただ「血をためるトコロ」待機所なんですな。
心室が「血を大量に送りだすポンプ」になります。
役割的には心室のがずっと重要なのだ。

✤じゃあ雑音って？

正常の流れ というのは 無音で 静か〜〜〜に 流れるものです
雑音 がするっていうのは ヘンな流れがあるってこと。

---

(1) まずは 弁(べん)の故障(こしょー) （弁がゆるい／固くてなかなか開かない　狭い／外れてる／とにかくなんか変。）

例えば
左心室が
収縮してるとき
(収縮期ですね)

シャー
もれる音 があれば
雑音として聴こえます

この流れは正常
音は聴こえません

⇨ 僧帽弁の「しまりが悪い」
ってことなので
僧帽弁閉鎖不全(そうぼうべんへいさふぜん)と呼ぶ
しまりゆるいよ

ザー (しーん) ザー (しーん) ときこえます。

もひとつ例えば
弁が固くて
なかなか開かない／
せまいっていう
状態でも

ここに乱し流が生まれて
ドロドロした音がきこえます

⇨ 僧帽弁が
「狭くなってる」
ってことなので
僧帽弁狭窄(きょうさく)
と呼ぶ

ドロドロドロ ときこえます。
↑
ここらへんで
やっと弁があいた

もひとつ例えば

←ここの
閉鎖不全なら
（大動脈弁閉鎖不全）

シャー

拡張期に逆流して
雑音になります

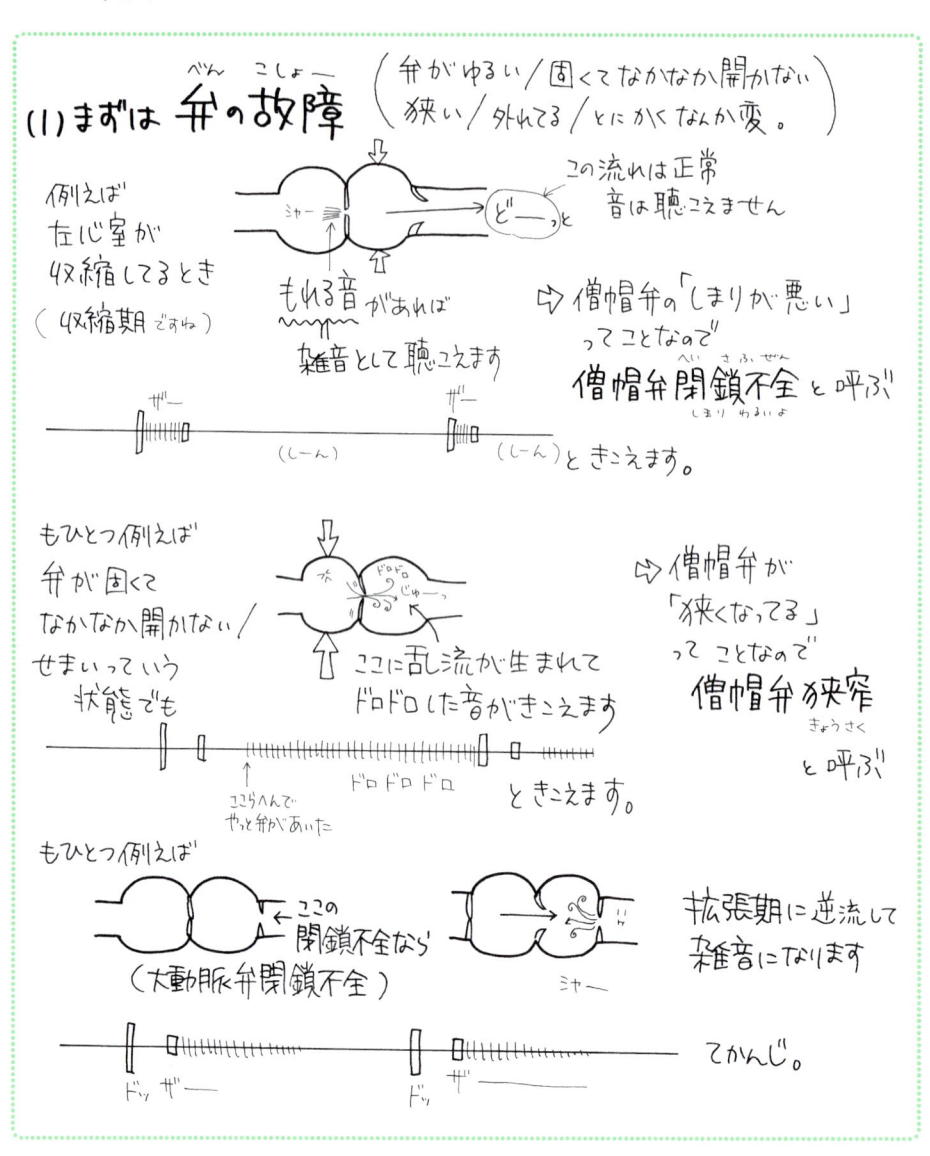

ドッ ザー ドッ ザー　てかんじ。

(2) 部屋の壁に穴あいてる

穴から血流がプシューとふき出てる音が雑音として聴こえます

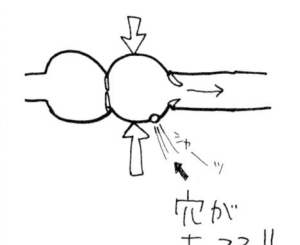

…と言っても外にふき出してると死んじゃうので、実際は**他のお部屋に向かって穴があいてる**ことが多い

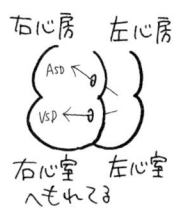

右心房　左心房
ASD →
VSD →
右心室　左心室
へもれてる

穴があいてる!!

(3) とにかく通り道で何か狭いトコロがある

狭いと音が鳴る、ってことで

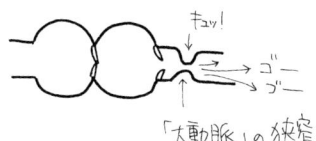

キュッ!
ゴー
ブー
「大動脈」の狭窄

出口が狭くなるビョーキとかでも雑音がします

まあめったにない病気ですけどね
若い人が突然死する原因だったりする
健診てのはユーゆーのをひっかけるためにあるんですな

このよーにいろーんなパターンでいろーんな雑音がありますが、どれも

● 正常の流れ ⇨ とっても清らか、雑音は何も聴こえない

● 狭い
　逆流　　} etcの **イレギュラー**な流れがある
　もれてる
　　　　　⇨ **雑音**になります

076

🌿 胸のどこでどんな音がするの？

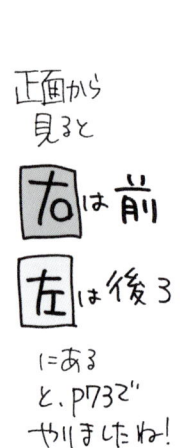

正面から見ると
右は**前**
左は**後ろ**
にある
と、p73でやりましたね！

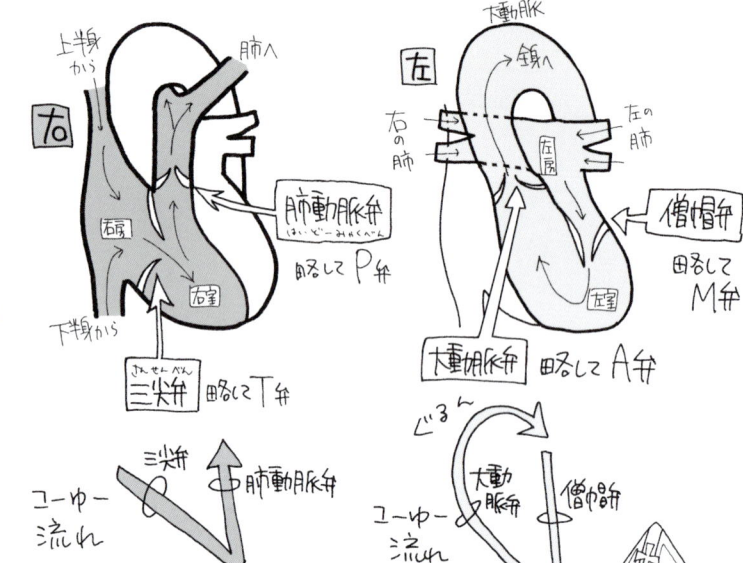

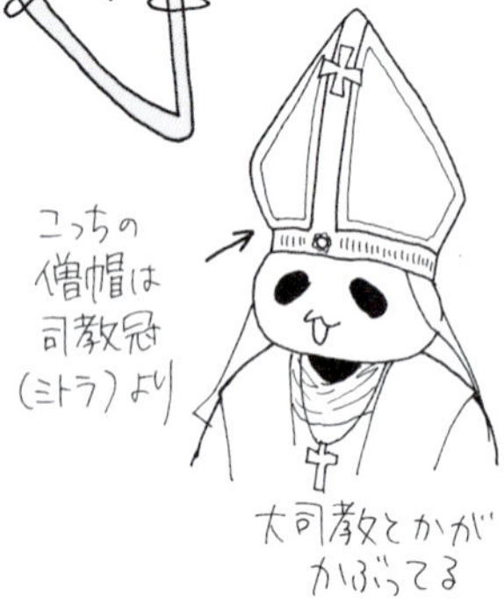

右：上半身から／肺へ／肺動脈弁（略してP弁）／右房／右室／下半身から／三尖弁（略してT弁）

ユーユー流れ：三尖弁 → 肺動脈弁

左：大動脈／全身へ／右の肺／左の肺／左房／左室／僧帽弁（略してM弁）／大動脈弁（略してA弁）

ユーユー流れ：大動脈弁 → 僧帽弁　じろ〜

こっちの僧帽は司教冠（ミトラ）より
大司教とかがかぶってる

🌿 聴診器のあて方。（基本）

流れに乗っている場所
乱流がおこってる場所
}が

いちばん音が大きく聴こえる。
弁の真上ではないってのがポイント！！

⇨ よって、それぞれの弁がバタバタとじる音はここらへんで良く聴こえることになる

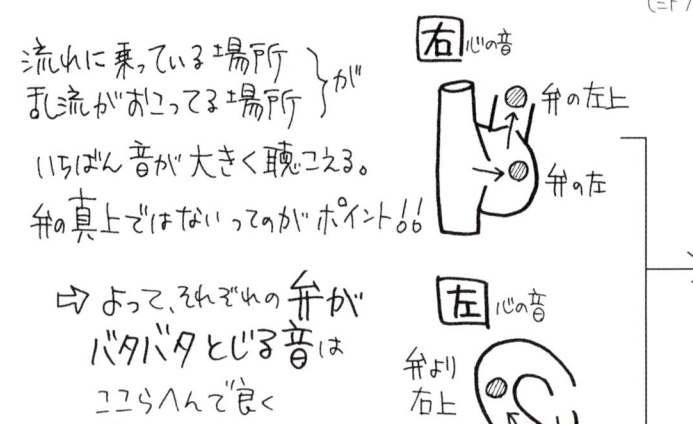

右 心の音
弁の左上
弁の左

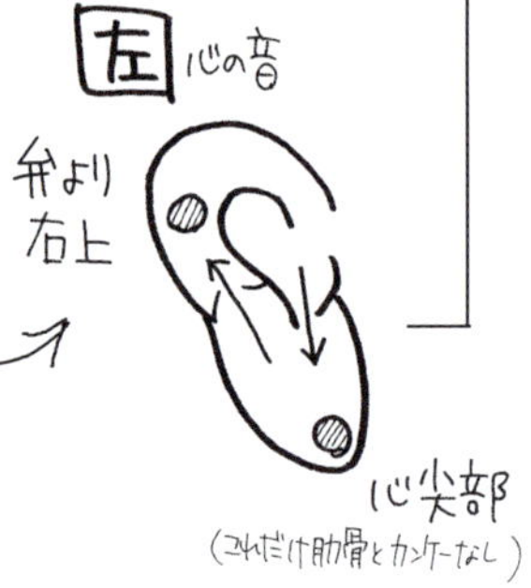

左 心の音
弁より右上

心尖部
（ここだけ肋骨とカンケーなし）

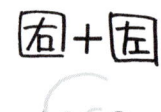

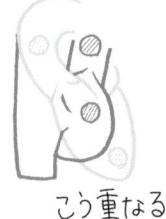

→ **右**＋**左**
こう重なる

ねじ子のぐっとくる体のみかた　077

さらに肋骨を重ねるとこう ↓

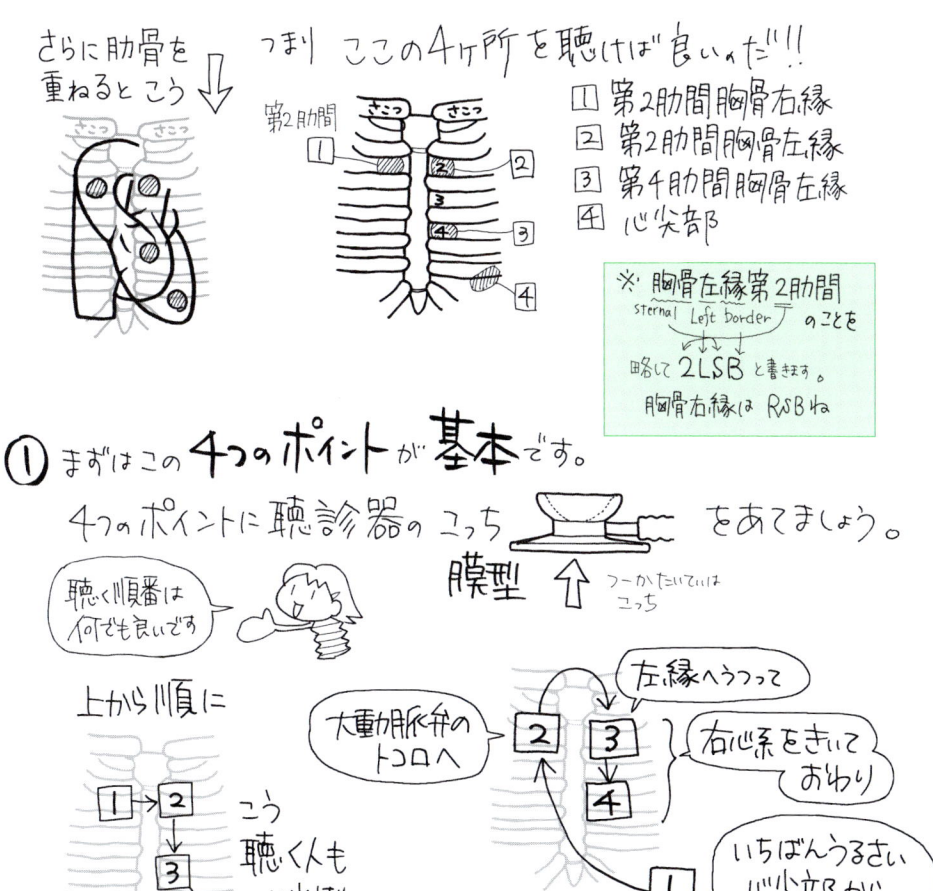

つまり ここの4ヶ所を聴けば良いのだ!!

- ① 第2肋間胸骨右縁
- ② 第2肋間胸骨左縁
- ③ 第4肋間胸骨左縁
- ④ 心尖部

※ 胸骨左縁第2肋間 sternal Left border のことを 略して 2LSB と書きます。 胸骨右縁は RSB ね

① まずはこの **4つのポイント**が**基本**です。

4つのポイントに聴診器のコッチをあてましょう。

膜型　↑ フーか たいていは コッチ

聴く順番は何でも良いです

上から順に
①→②
　↓
　③
　↓
　④
こう聴く人もいれば

大動脈弁のトコロへ → ② → ③ 左縁へうつって
　　　　　　　　　　　　↓
　　　　　　　　　　　　④ 右心系をきいて おわり
① いちばんうるさい心尖部から耳ならしして

血液の流れにのって コウでもいい

※**実際はネ。** 心臓のある場所やカタチは実はけっこう個人差があり 人によって心音の聴こえる場所も様々です

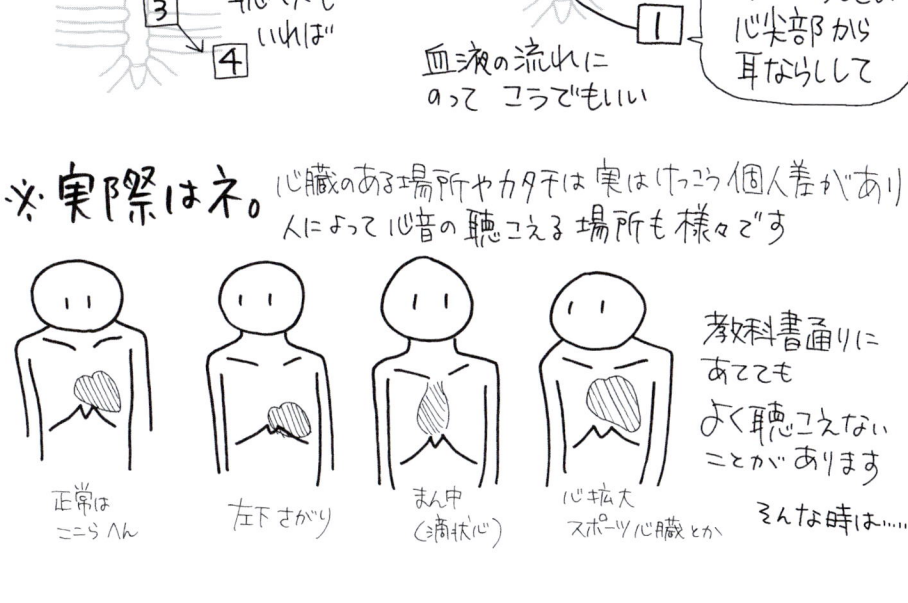

正常はここらへん　／　左下さがり　／　まん中 (滴状心)　／　心拡大 スポーツ心臓 とか

教科書通りにあてても よく聴こえないことがあります
そんな時は……

(1) 細かい音を聴く前に 音の一番でっかい所 を捜して耳を慣らしましょう
(2) いちがいに「ここが最強点！」と言えない時は
　⇨ ちょっとずつ（1インチ=2.54cmずつ）
　　ズラして聴いて 最強に聴こえる
　　ポイントを探しましょう。これを インチング
　　　　　　　　　　　　　　　　　　といいます

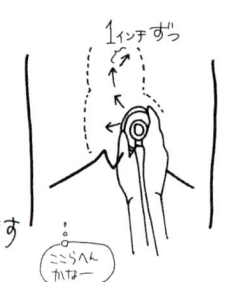

1インチずつ

ここらへん かなー

🌱 聴診 のながれ

② まずは **I音・II音** を集中に聴きましょう
③ 次に **リズム** を check します
④ 次に **雑音がないか**
　耳をこらして 聴きましょう

息すってー とめて 下さーい

呼吸音とはちがうぞ！
ちゃんと区別しよう！

まあ呼吸音がうるさすぎる時は
息も止めてもらえばよいのだ

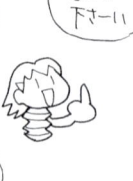

← 息吐いた状態で止めると
　　すぐに苦しくなるので
　　息を吸った状態で止めましょう

⑤ もし雑音が聴こえたら …… p74へ。
　全体の流れはこんな感じ。ここから 1こ1こ check point を
　　　　　　　　　　　　　　　　　書いていくよ！

🌱 I音・II音って。
（いちおん・におん）

I音 ⇨ 心房と心室の間の 弁2つ ｛㊤僧帽弁(M) / ㊦三尖弁(T)｝が閉まる音

II音 ⇨ 心室と動脈の間の 弁2つ ｛㊤大動脈弁(A) / ㊦肺動脈弁(P)｝が閉まる音

⇨ 同じじゃないと『II音が 分裂してる』とか言います

普通 2つの弁は
同じタイミングで
閉まります

※ Ⅱ音の分裂　Ⅱ音は大動脈弁の閉じる音(ⅡA)と肺動脈弁の閉じる音(ⅡP)が合わさってる

⇨ ⅡAとⅡPのタイミングがズレることがあります

特に「息を吸って……大きく吸ってそこで止めて下さい」

とやってると **Ⅱ音が分かれて聴こえる** ことが結構よくあるのだ
（どっくん・のくん）トトッと分裂　　　　　　　（特に若い人）

そんな時は「息を吐いてくださ〜い」と言って吐いてる間も心音を聴きましょう

⇨ **分裂がなくなる** ハズです。

それでもず——っと分裂が残ってたら異常。

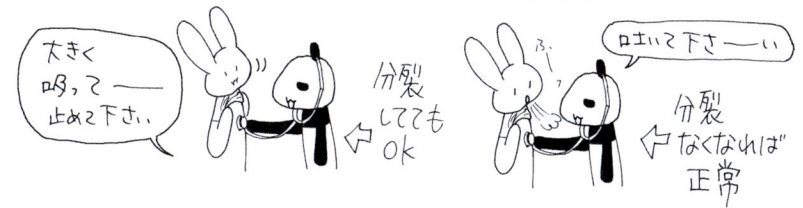

「大きく吸って——止めて下さい」　⇦分裂しててもOK

「吐いて下さ〜い」　⇦分裂なくなれば正常

※ Ⅰ音・Ⅱ音が やたら大きい時『亢進』・妙に小さい時『減弱』と言います。が、正直めったにない & とるのが難しい所見なので、覚えないでいいです。

（心音マニアになりたい人だけ覚えよう！）

🌱 リズム天国 パチキ——ック

規則正しく打ってるかな？…と思ってよーーく聴くと、意外に **リズムが乱れております。**「えっマジ…!?不整脈!!?」と焦りますが

大抵は違います。呼吸にあわせてリズムが少し変わる **呼吸性不整脈** です。

心臓は 息を吸った時に **速く打つ**

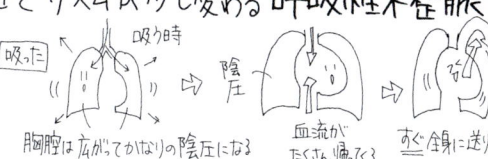

「吸った」吸う時　胸腔は広がってかなりの陰圧になる　⇨　陰圧　血流がたくさん帰ってくる　⇨　全身に送り出す

| 体のみかた | 顔面のみかた | 頸のみかた | **胸のみかた** | 腹のみかた |

息を吐いた時に **遅く打つ** ものです。
これの入れ替わりの時に「脈が乱れた!!」ように感じてしまうのだ。
生理的なもので問題はありません。

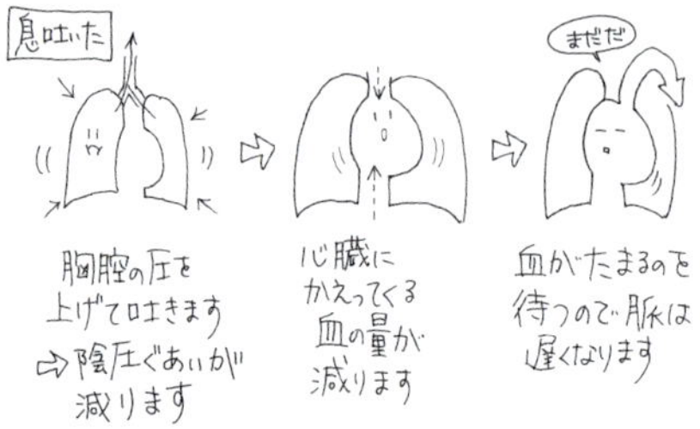

息吐いた　胸腔の圧を上げて吐きます ⇒ 陰圧ぐあいが減ります
心臓にかえってくる血の量が減ります
まだだ　血がたまるのを待つので脈は遅くなります

⇒ そんな時は…… **息を止めてもらいましょう!!**

これで リズムが 規則的 ならば、脈は **整** です。(不整脈ではありません)
それでも リズムが 乱れてたら そりゃ **本物** かも。

（息を吐いた状態で 息止めすると苦しくて 10秒もたないので
息を吸った状態で 息を止めてもらいましょう）

✿ あれ？リズムあやしくね？

心拍動のリズムをきちんと聴くには、そこそこ長い時間 聴診器を胸にあてていないといけません。
でも忙しい外来から大量の人数をさばく健診では そうず———っとあててもいられませんネ。

→ 聴診器を動かしながら
　 リズムを カウント するといいです。
　 時間の節約になります。

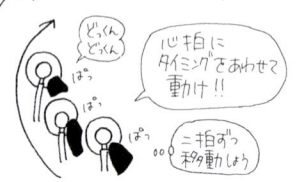

どくんどくん　ぱっ　ぱっ　ぱっ
心拍にタイミングをあわせて動け!!
二拍ずつ移動しよう

もちろん、**あれ？リズムあやしくね？** と思ったら。
① じっくり時間をかけて聴きましょう。　たま———にしか出ない不整脈ってのもあるしネ
② 一番音のでっかい聴こえやすいトコロ（たいてい 心尖部）できくと
　 わかりやすい
③ ヘンだと思ったら
　 手首など
　 末梢の脈もふれてみましょう

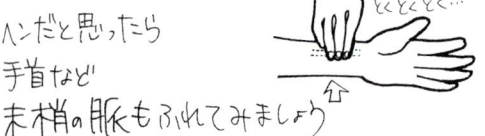

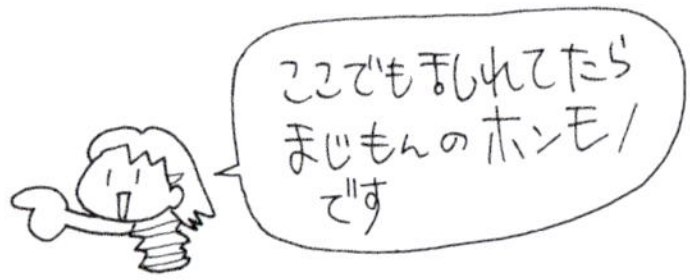

とくとくとく…
ここでも乱れてたらまじもんのホンモノです

ねじ子のぐっとくる体のみかた 081

❋リズムの異常、て？

正常　｜─｜─｜─｜─｜─｜
　　　　どっくん　どっくん　どっくん　どっくん　どっくん

ときどき　｜─｜─｜─▽─｜─｜
1拍　　　　　　　　ココヌケタ
ヌケる

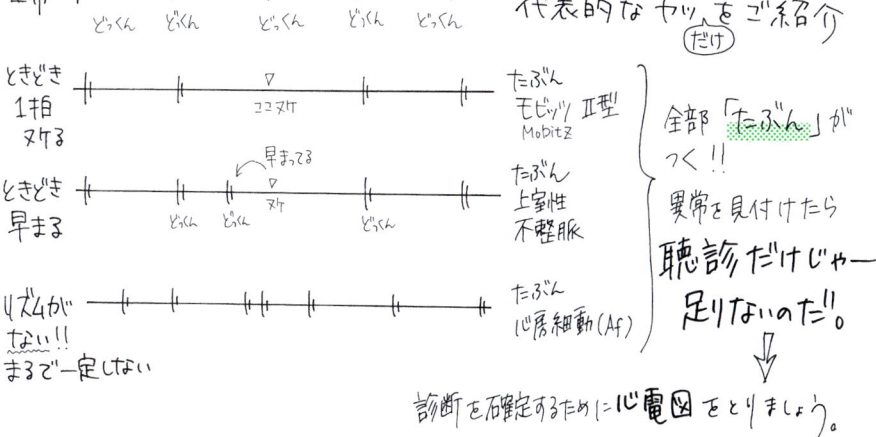

　　　　　　　　　　たぶん
　　　　　　　　　　モビッツⅡ型
　　　　　　　　　　MobitZ

ときどき　｜─｜─｜↙早まってる｜
早まる　　　　　どっくん どっくん ▽ヌケ　どっくん
　　　　　　　　　　たぶん
　　　　　　　　　　上室性
　　　　　　　　　　不整脈

リズムが　｜─｜─｜─｜─｜─｜─｜
ない‼　　　　　　　　　　たぶん
まるで一定しない　　　　　心房細動(Af)

不整脈は**無限にあります。**
とても全ては覚えきれないので
代表的なヤツ<u>だけ</u>をご紹介

｝全部「たぶん」が
　つく‼
　異常を見つけたら
　聴診だけじゃー
　足りないのだ‼

↓
診断を確定するために心電図をとりましょう。

❋もし雑音が聴こえたら。 こんなコトをcheckしょう！

▫ 雑音がいちばんでっかい場所

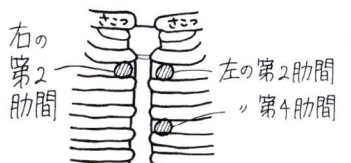

右の第2肋間　　さこつ　さこつ　左の第2肋間
　　　　　　　　　　　　　　　〃第4肋間

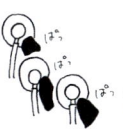

さっき言った**インチング**をして
最強点を探そう‼
そしてカルテにかこう‼

～大ざっぱーな分布～
雑音(あるとしたら)ここで一番おっきく聴こえるハズ

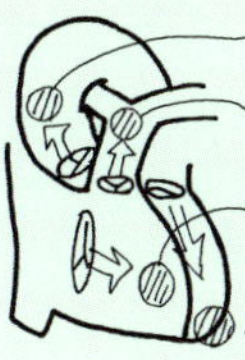

大動脈弁 の異常があるとしたらこのあたり (2RSB)
肺動脈弁 の異常があるとしたらこのあたり (2LSB)
三尖弁　 の異常があるとしたらこのあたり (4LSB)
僧帽弁　 の異常があるとしたらこのあたり (心尖部)

2 雑音の大きさ

Levine分類 とゆーのがあります

Levine I度 （最小）
極めて弱い雑音
かなり頑張って耳をこらすとある
「うーん…よーくきけばアリか？」

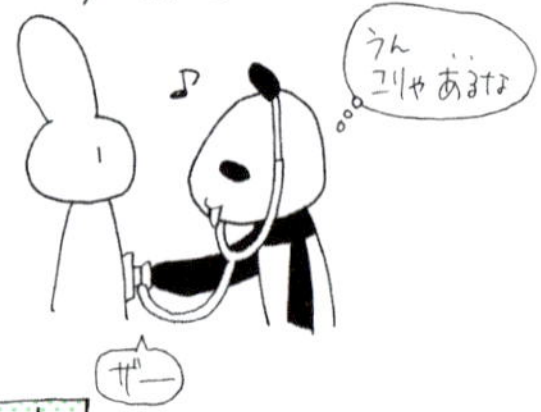

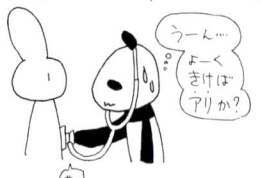

II度
弱いけど聴診器あてるとすぐわかる
「うん コリャあるな」

III度
そこそこ強い音（振戦はナシ）
「けっこううるさいなぁ」

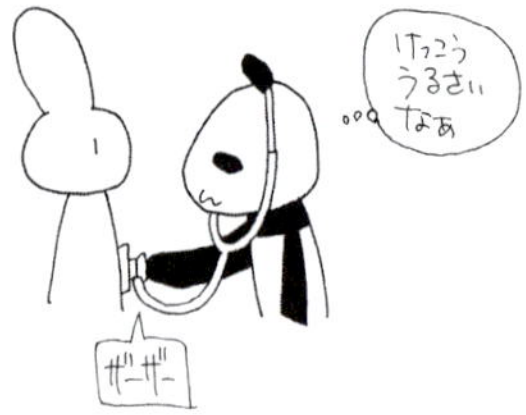

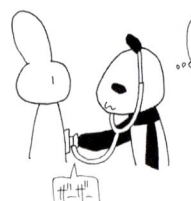

IV度
振戦あり、でも雑音は聴診器を胸につけてないときこえない

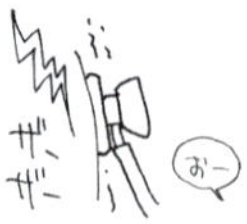

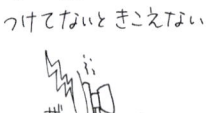

V度
振戦あり、聴診器の一部がふれてるだけでも雑音はきこえる

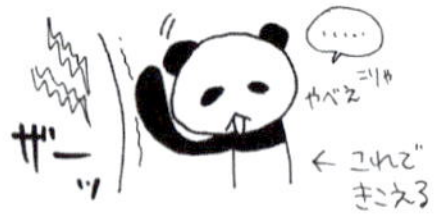

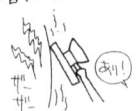

VI度 （最大）
振戦あり、聴診器なしで、耳でもうきこえる
← これできこえる

3 雑音のタイミング・種類

雑音の種類はホントいろいろあります。とても全部は覚えきれないのでまずこの3つを覚えましょう（よく聴くやつだよ）

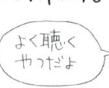

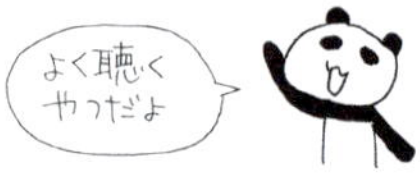

(1) 収縮期の雑音（まん中だけ）

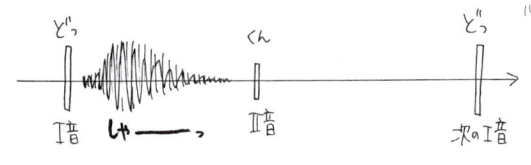

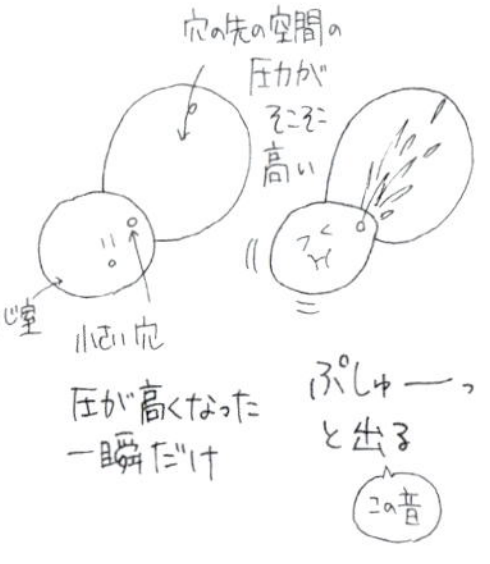

どっ　しゅーー　くん　　　どっ
I音　　　　　　II音　　次のI音

穴の奥の空間の圧がそこそこ高い
心室　小さい穴
圧が高くなった一瞬だけ
ぷしゅーーっと出る
（この音）

山のある雑音、ⅠとⅡの間でⅡ音までいかない ⇨ 駆出性雑音

まとめて **収縮期駆出性雑音**、と言います

心臓に異常がなくても **しょっちゅう聴こえる雑音** です

正常な人でも こーゆー状態の時 に聴こえます

(1) ふつーの 若い人、特に ♂
(2) 血流が増加してる / 心拍数が上がっちゃうよーな
　　　　　　　　　　　ドキドキ状態の時
　・貧血
　・妊娠中の♀
　・熱が出ている　　など
　・運動した
　・脚気
　・甲状腺機能亢進症

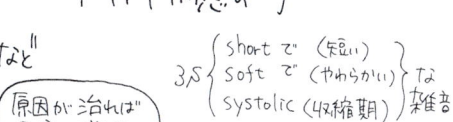

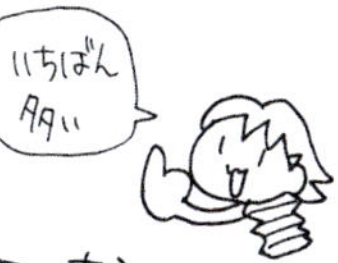

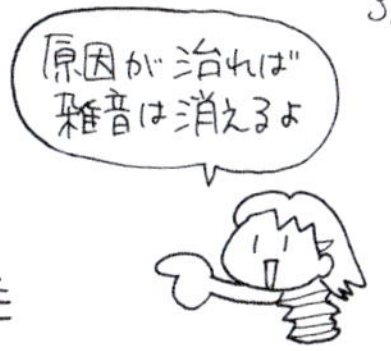

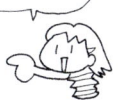

（いちばん 多い）

原因が治れば雑音は消えるよ

3S { short で (短い) / soft で (やわらかい) / systolic (収縮期) } な雑音

(2) 収縮期の雑音（ずーーっと）

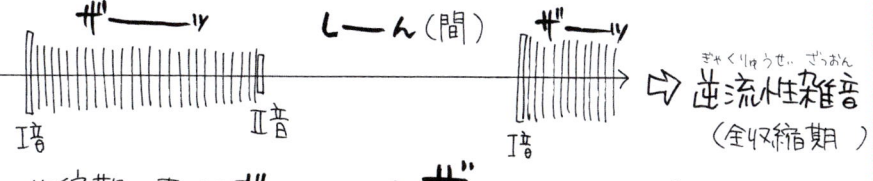

ザーーッ　しーん（間）　ザーーッ
Ⅰ音　　　　　　　　　Ⅱ音　　　　Ⅰ音

⇨ 逆流性雑音（全収縮期）

収縮期のあいだ **ずーーっと ザーーー** と言っている

ⅠもⅡも その雑音にのまれてしまって **正直 まったく聴こえない!!**

ザーーッ (しーん) ザーーッ (しーん)
　　　とだけ 聴こえる

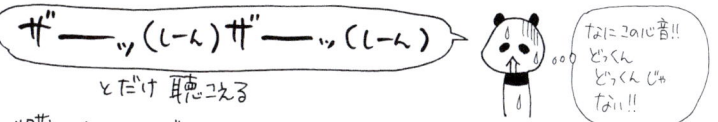

なにこの心音!! どっくん どっくん じゃない!!

心臓というより ラジオの周波数あってない状態みたい。
雑音にかき消されて どっくんどっくんが 聴こえなくて 正直ビビリます。

| 体のみかた | 顔面のみかた | 頸のみかた | **胸のみかた** | 腹のみかた |

ユーユーメカニズム　心室　穴の先のお部屋の圧が低いゆるゆる　→　縮んでる間ずっと出てる

VSD（左室→右室へ流れる）
MR（左房にもどる）
TR（右房にもどる）

(3) 拡張期の雑音

たまにしかいません
小児じゃないと　VSDだのASDだのPDAだのそんなに診ないしな〜

どっ　　　どーーーん

Ⅰ音　　　Ⅱ音　　　次のⅠ音

Ⅱ音のあとに ホースから水が流れるような音 がする ⇒ 灌水様雑音

実際はⅡ音が雑音にのまれて どっどーーん とか
タッターーーン ←ココがエコーかかってるみたいに伸びるカンジ
と聴こえる

※灌水＝植物に水やりすること

まずは雑音が収縮期か拡張期かわかるようになればOK。
何にしろ 正常じゃなさそーな雑音 を見つけたら
・心エコー におくりこむ なり
・循環器内科（せんもんのセンセイ）におくりこむ なりしましょう。

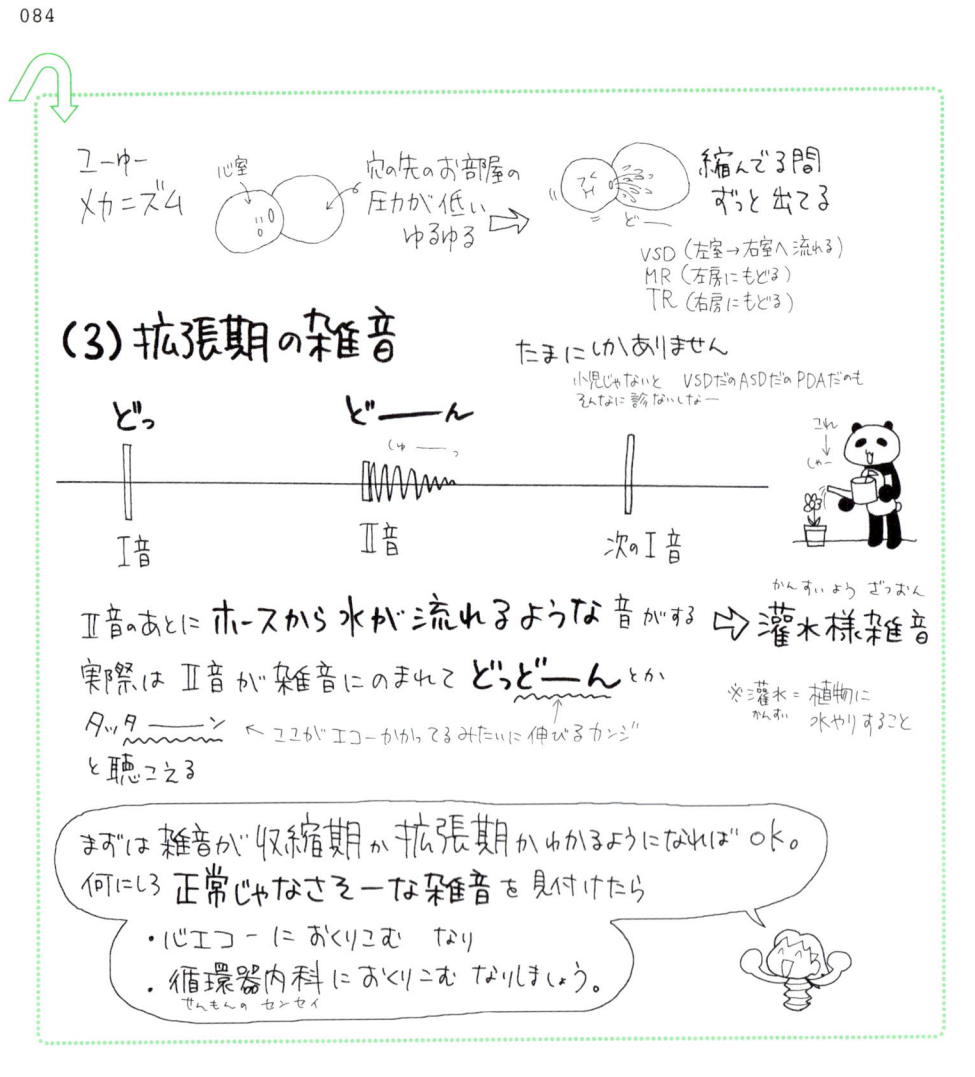

以上、①場所　②音の大きさ　③種類 をふまえて

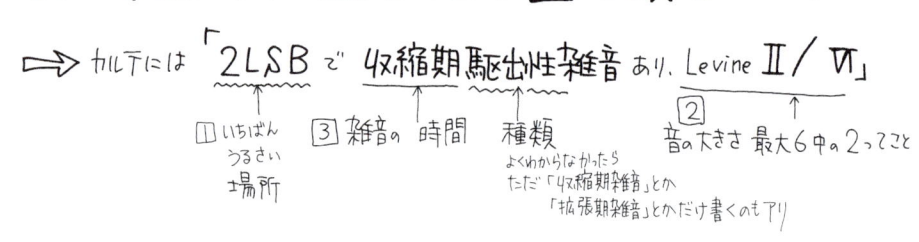

⇒ カルテには「2LSB で 収縮期駆出性雑音 あり, LevineⅡ/Ⅵ」

①いちばんうるさい場所　③雑音の時間　種類（よくわからなかったらただ「収縮期雑音」とか「拡張期雑音」とかだけ書くのもアリ）　②音の大きさ 最大6中の2ってこと

と書きます。とりあえずこれさえ書ければ 十分!!

ねじ子のぐっとくる体のみかた 085

※どんな雑音がどんなビョーキ？ (ここからはAdvance)

雑音の種類や場所から「僧帽弁閉鎖不全疑いだ！」とか診断できたら **すげえカッコイイ** です。確定診断はエコーでするわけですが、**聴診器1つで推理できたら**、ホームズなみにカッコイイ。

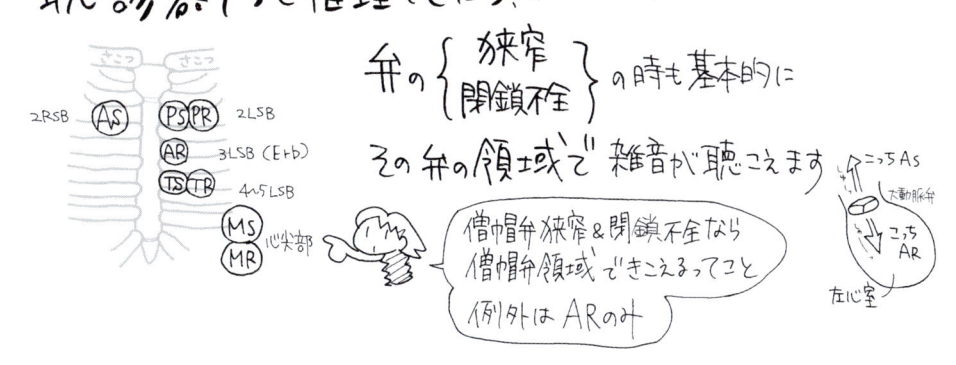

- 2RSB: AS
- 2LSB: PS, PR
- 3LSB (Erb): AR
- 4~5LSB: TS, TR
- 心尖部: MS, MR

弁の { 狭窄 / 閉鎖不全 } の時も基本的にその弁の領域で雑音が聴こえます

僧帽弁狭窄＆閉鎖不全なら僧帽弁領域できこえるってこと 例外はARのみ

こっちAS ←大動脈弁
こっちAR ←左心室

他にもこんなのあるけどリファレンスとして使ってくれ ↓正直覚えてらんねーよ

	I音	II音	ポイント
(僧帽狭窄) MS		A P / OS	固くなった僧帽弁が開く音 (OS= Opening Snap) その後ランブルさせて左心室へ血流入る (拡張期ランブル)
(僧帽弁閉鎖不全) MR		A P	II音が病的分裂するけど収縮期はザーっとザーって言ってるから正直よくわかんない (全収縮期の逆流性雑音)
(三尖弁狭窄) TS		A P	MSに似てるけどMSよりずっと地味な音 (拡張期ランブル)
(三尖弁閉鎖不全) TR		A P	収縮期はずーとザー (全収縮期の逆流性雑音)
(大動脈弁狭窄) AS		A P !!	収縮期駆出性雑音。II音でAとPが逆転して分裂しているので、息を吸うとその分裂が減る (奇異性分裂) Aが固くて閉じるの遅れる。
(大動脈弁閉鎖不全) AR		A P	拡張期灌水性雑音 ホースのシャー音
(肺動脈弁狭窄) PS		A P	Pが固くて閉じるの遅れる。よってII音の分裂がはっきりしてる (病的分裂)
(肺動脈弁閉鎖不全) PR		A P	拡張期灌水性雑音
(心房中隔欠損症) ASD		A P	収縮期駆出性雑音。II音は呼吸にかかわらず常に分裂 (固定性分裂)
(心室中隔欠損症) VSD		A P	収縮期はずーとザー——— (全収縮期の逆流性雑音)
(動脈管開存症) PDA		A P	大動脈から静脈系にシャントがあるため、ずーとうるさい
III音		A P III	心室に大量の血が一気に入る時に出る音。妊婦や発熱時や甲状腺機能亢進症の人に出る。若い男の人なども正常でもけっこう出る (40歳以上だと異常)
IV音		A P IV	固くなったり厚くなって、しなやかさのなくなった心室に血液が入りこんで、限界をこえ、さらに伸びる音。

086

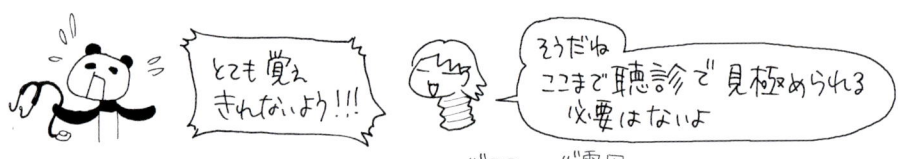

とても覚えきんないよ！！！

そうだね ここまで聴診で見極められる必要はないよ

雑音を見付けたら
・精密検査（心エコー・心電図、シンチグラフィー など）なり
・循環器内科医（せんもんのセンセイ）へ **送りこめば** 良いのです

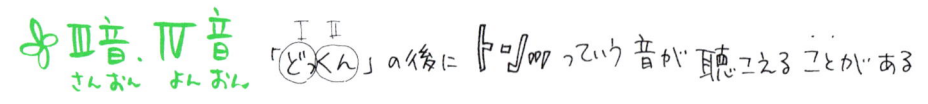

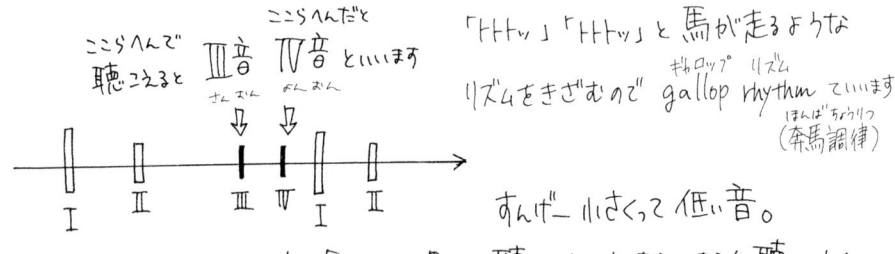

✿ Ⅲ音, Ⅳ音
さんおん よんおん

「Ⅰ Ⅱ どっくん」の後にトゥ〜〜〜っていう音が聴こえることがある

こころへんで聴こえると Ⅲ音
こころへんだと Ⅳ音 といいます

「ﾄﾄﾄｯ」「ﾄﾄﾄｯ」と馬が走るようなリズムをきざむので gallop rhythm (ギャロップ リズム) といいます
（奔馬調律 ほんばちょうりつ）

すんげー小さくって低い音。
正直,「ある」と思って聴かないとなかなか聴けない。

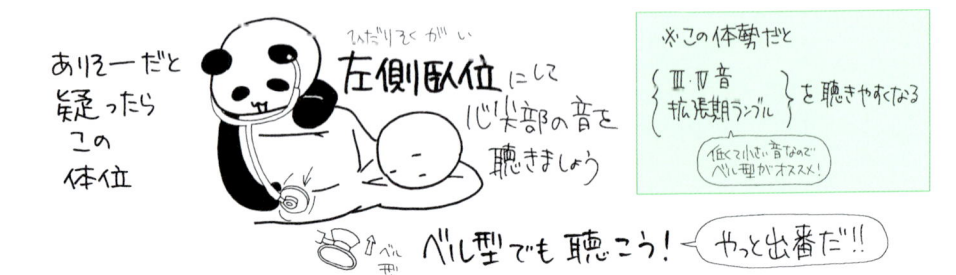

あリズーだと疑ったらこの体位

左側臥位 (ひだりそくがい) にして心尖部の音を聴きましょう

※この体勢だと
{ Ⅲ・Ⅳ音
  拡張期ランブル } を聴きやすくなる

(低くて小さい音なのでベル型がオススメ！)

ベル型でも聴こう！ ← やっと出番だ！！

✿ まとめると。

いろいろありましたがこれらをふまえて,
正常であれば書くことはこれだけです。

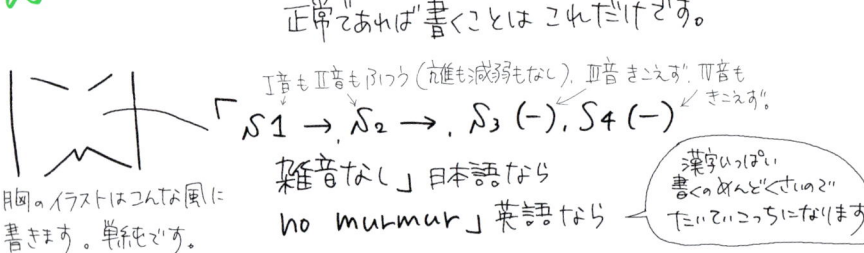

Ⅰ音もⅡ音もふつう（亢進も減弱もなし）, Ⅲ音きこえず, Ⅳ音もきこえず。

「S1 → , S2 → , S3 (−), S4 (−)
雑音なし」日本語なら
「no murmur」英語なら

(漢字いっぱい書くのめんどくさいのでたいていこっちになります)

胸のイラストはこんな風に書きます。単純です。

〜肺（呼吸）〜

✿ 呼吸のカルテ所見はこんだけ。

「呼吸音：正常肺胞呼吸音．ラ音なし」

ココを英語で clear sound とか no rale と書くこともあります

よーするに す——っ（吸う）は ——（吐く）さえ 聴ければオッケーです。

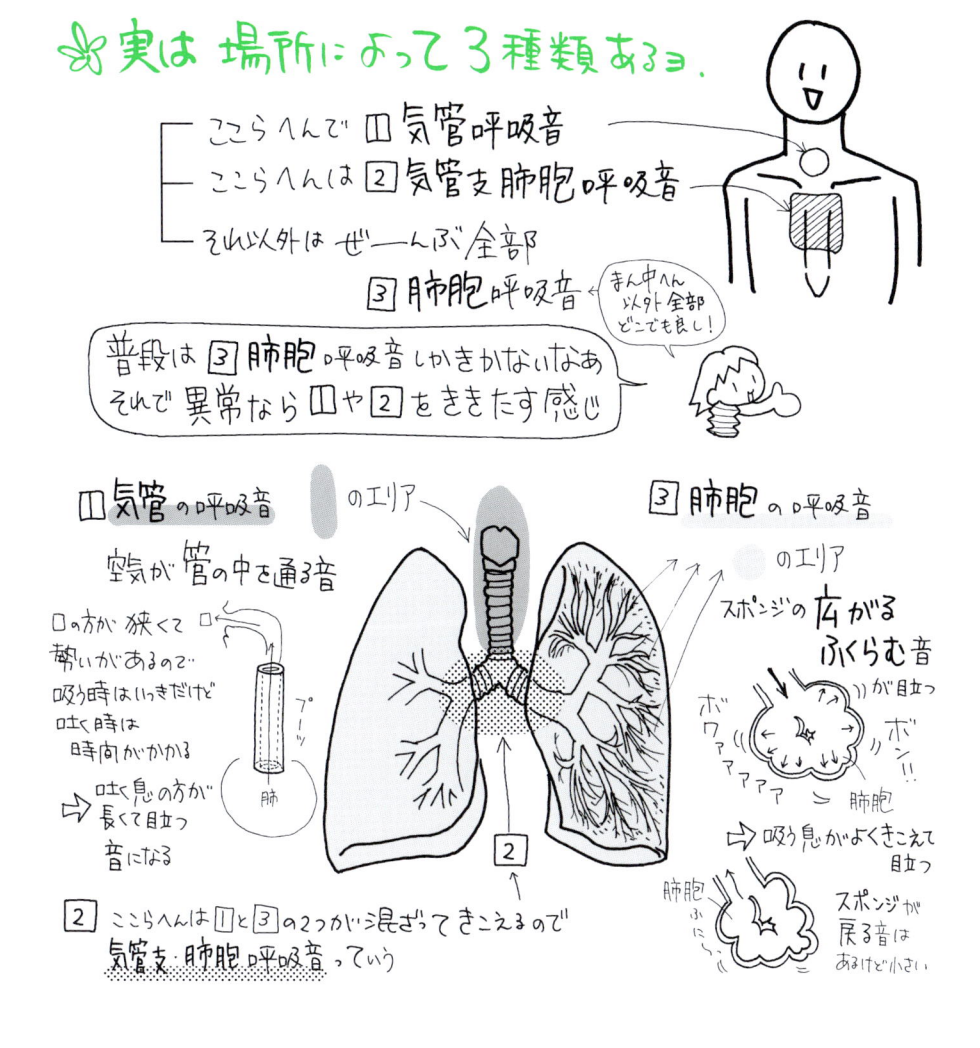

✿ 実は 場所によって 3種類あるヨ。

- ここらへんで ①気管呼吸音
- ここらへんは ②気管支肺胞呼吸音
- それ以外は ぜーんぶ全部 ③肺胞呼吸音

> まん中へん以外全部 どこでも良し！

> 普段は ③肺胞呼吸音 しかきかないなあ
> それで 異常なら ①や②をききたす感じ

① 気管 の呼吸音

空気が管の中を通る音

口の方が狭くて
勢いがあるので
吸う時はいっきだけど
吐く時は
時間がかかる

⇒ 吐く息の方が 長くて目立つ音になる

② ここらへんは ①と③の2つが混ざってきこえるので 気管支・肺胞呼吸音 っていう

③ 肺胞 の呼吸音

スポンジの 広がる ふくらむ音

ボワァァァァ〜 が目立つ
ボン!! 肺胞

⇒ 吸う息がよくきこえて目立つ

肺胞 ふにふに スポンジが戻る音は あるけど小さい

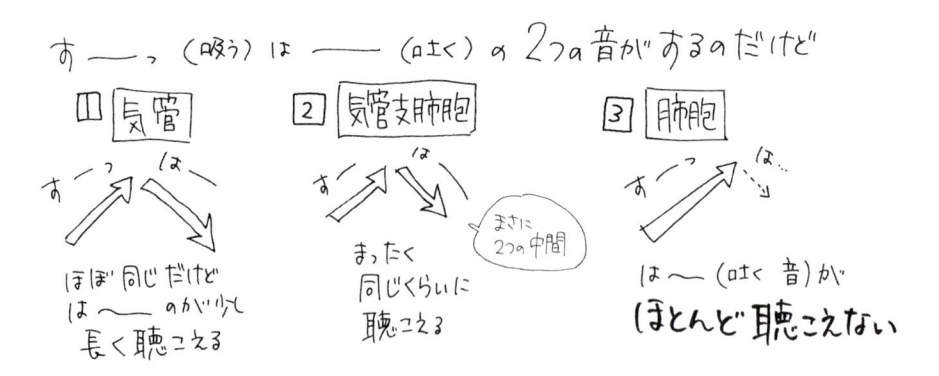

| 体のみかた | 顔面のみかた | 頸のみかた | **胸のみかた** | 腹のみかた |

すーっ (吸う) は ー (吐く) の 2つの音がするのだけど

① 気管
すーっ はー
ほぼ同じだけど はー のが少し長く聴こえる

② 気管支肺胞
すーっ はー
まったく同じくらいに聴こえる
(まさに2つの中間)

③ 肺胞
すーっ は...
はー (吐く音) が ほとんど聴こえない

✳︎必ず左右でききくらべ♡

呼吸音の大きさは人によって全然違う!! **個人差がすっごい大きい**

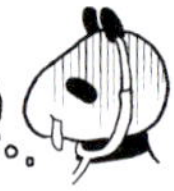

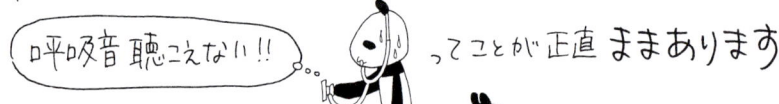

「呼吸音 聴こえない!!」ってことが正直 ままあります

「え?こんなに音小さいの?異常じゃね?」って初心者は思っちゃいがちです。

よく聴こえない時も、「正直異常じゃね?」って思った時も、

必ず左右同じトコロで聴いてから 判断しましょう。
聴くポイントのルールは **特にありません。**

左右対称で下に降りてゆく

背中 (まんべんなくはしごを降ろすように)

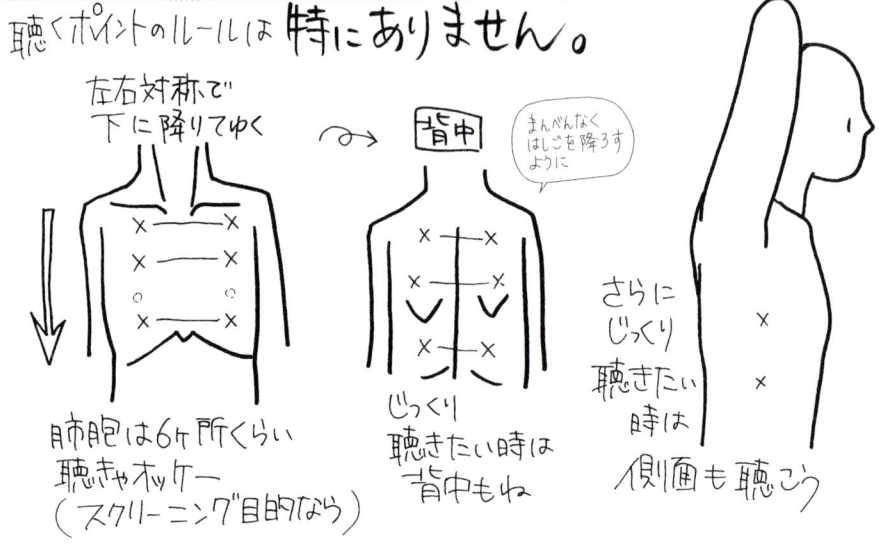

肺胞は6ヶ所くらい聴きゃオッケー (スクリーニング目的なら)

じっくり聴きたい時は背中もね

さらにじっくり聴きたい時は 側面も聴こう

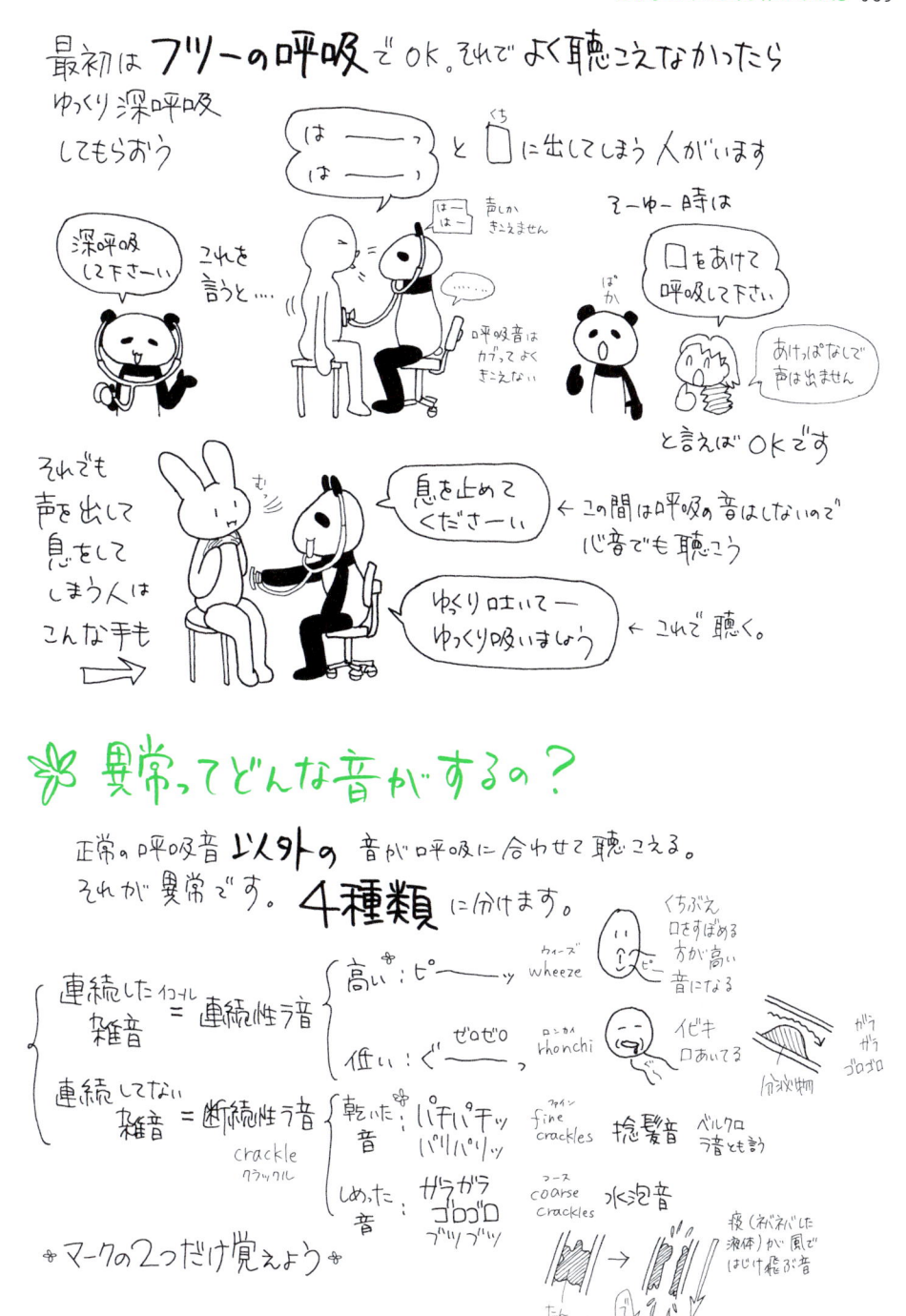

ねじ子のぐっとくる体のみかた　089

最初は**フツーの呼吸**でOK。それでよく聴こえなかったら

ゆっくり深呼吸してもらおう

「深呼吸して下さい」これを言うと…

「はーっ はーっ」と口に出してしまう人がいます
（声しかきこえません）
（呼吸音はかぶってよくきこえない）

スーハー時は

「口をあけて呼吸して下さい」
（ぱか）（あけっぱなしで声は出ません）

と言えばOKです

それでも声を出して息をしてしまう人はこんな手も →

「息を止めてくださーい」← この間は呼吸の音はしないので心音でも聴こう

「ゆっくり吐いて— ゆっくり吸いましょう」← これで聴く。

✿ 異常ってどんな音がするの？

正常の呼吸音**以外**の音が呼吸に合わせて聴こえる。それが異常です。**4種類**に分けます。

- 連続した雑音 イコール **連続性ラ音**
  - 高い：ピーーーッ **wheeze**（ウィーズ）
    くちぶえ 口をすぼめる方が高い音になる
  - 低い：ぐーーー **rhonchi**（ロンカイ）
    イビキ 口あいてる／分泌物 ガラガラゴロゴロ

- 連続してない雑音 イコール **断続性ラ音** crackle（クラックル）
  - 乾いた音：パチパチッ パリパリッ **fine crackles**（ファインクラックルズ） 捻髪音 ベルクロラ音ともいう
  - しめった音：ガラガラ ゴロゴロ ブツブツ **coarse crackles**（コースクラックルズ） 水泡音
    たんつまってる → 痰（ネバネバした液体）が風ではじけ飛ぶ音

✿マークの2つだけ覚えよう✿

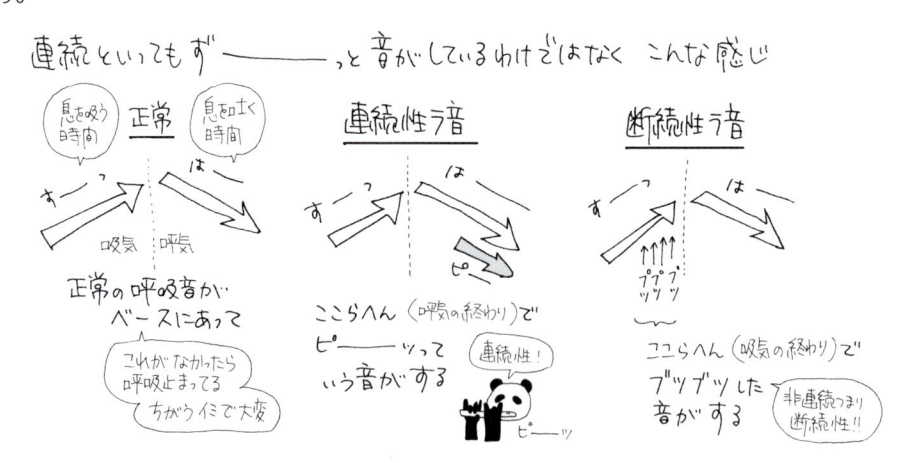

| 体のみかた | 顔面のみかた | 頸のみかた | **胸のみかた** | 腹のみかた |

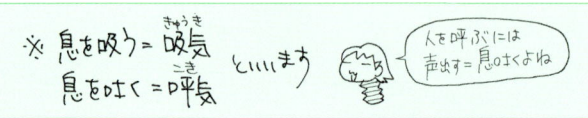

連続といってもずーーーーっと音がしているわけではなく こんな感じ

正常（息を吸う時間／息を吐く時間）
吸気 → 呼気 →
正常の呼吸音がベースにあって
（これがなかったら呼吸止まってる → ちがうイミで大変）

連続性ラ音
すーっ → はーっ
ここらへん（呼気の終わり）で ピーッっていう音がする
→ 連続性！

断続性ラ音
すーっ → はーっ プツプツ
ここらへん（吸気の終わり）で ブツブツした音がする
→ 非連続つまり断続性‼

※ 息を吸う＝吸気（きゅうき）
　 息を吐く＝呼気（こき）　といいます
（人を呼ぶには声出す＝息を吐くよね）

しかしこんなの覚えてらんないよね！ つーわけで **臨床で重要なの（頻度が高いの）**から check だ！

---

① ピーーーッ（気管支喘息）

呼気時に「ピー音がしたらぜんそく‼」と決めつけてもいいくらい。
台風の日や大雨の低気圧の日の救急外来で山程聴くことができるヨ！

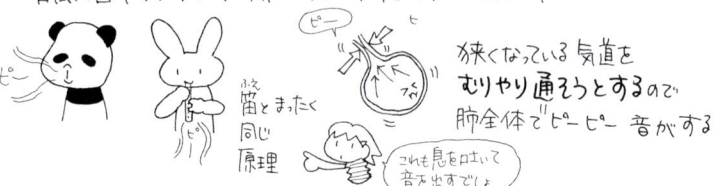

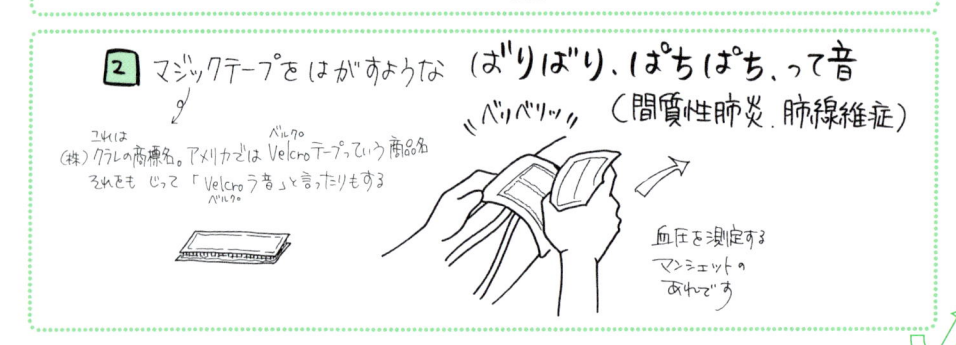

笛とまったく同じ原理
（これも息を吐いて音を出すでしょ）

狭くなっている気道をむりやり通ろうとするので肺全体でピーピー音がする

---

② マジックテープをはがすような ばりばり、ぱちぱち、って音
"ベリベリッ"（間質性肺炎・肺線維症）

マジックテープは(株)クラレの商標名。アメリカでは Velcro テープっていう商品名
そもそも じって「Velcro ラ音」と言ったりもする

血圧を測定するマンシェットのあれです

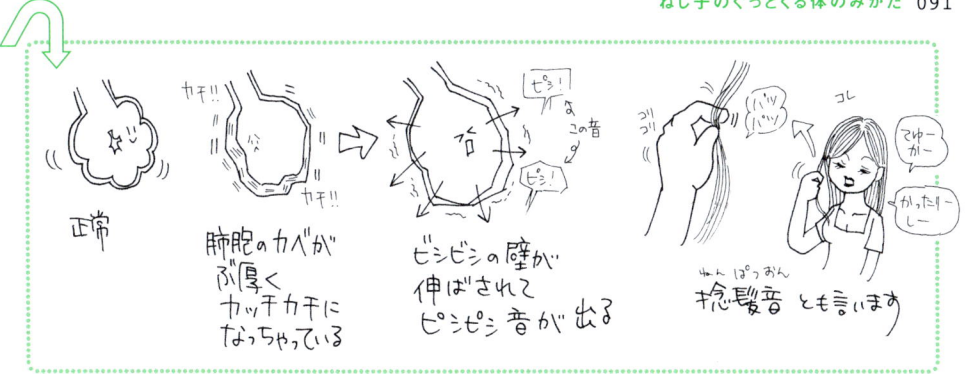

ねじ子のぐっとくる体のみかた 091

正常 → 肺胞のカベが ぶ厚く カッチカチに なっちゃっている → ビシビシの壁が 伸ばされて ピシピシ音が出る

捻髪音 とも言います

この2つ以外は **よくあるカゼでも聴こえるよーな音** なので あんまり臨床的な意味はないんだよね。よって覚えるの後回しで良いよ。

※ +α プラスアルファの 胸膜摩擦音（きょうまく まさつおん）

これだけ 肺の外から聴こえる音
肺をつつんでいる **胸膜に炎症があって**
こすれて音が出てる
→ 肺がうごくたび バリバリバリ ＝ 吸気でも呼気でも 聴こえる

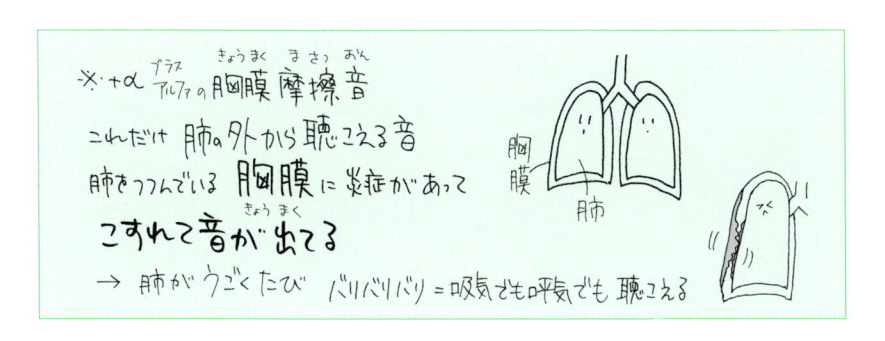

🌿 にせものの雑音

(1) **衣ずれ**（きぬずれ） これダントツトップ。超よくある。

呼吸のたびに **洋服も動いて皮膚とこすれあう** んだから ある意味 防ぎようもありません。
→ 服は **なるべく脱いでもらうに限ります。**
服ぬいでも ザーザー きこえたら そりゃ本物かも。

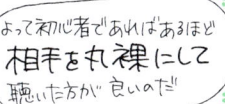

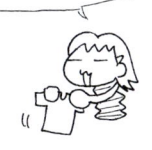

よって初心者であればあるほど **相手を丸裸にして** 聴いた方が良いのだ

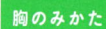

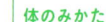

| 体のみかた | 顔面のみかた | 頸のみかた | **胸のみかた** | 腹のみかた |

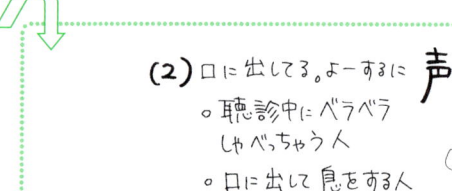

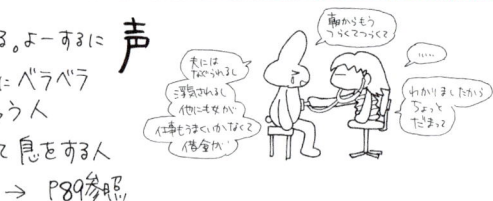

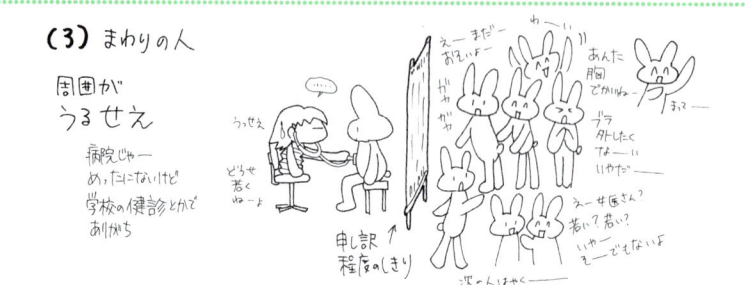

(2) 口に出してる。よーするに 声
- 聴診中にベラベラしゃべっちゃう人
- 口に出して息をする人
  → P89参照

(3) まわりの人
周囲が **うるせえ**

病院じゃーめったにないけど学校の健診とかでありがち

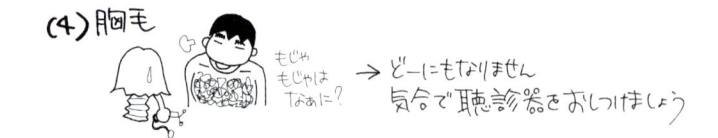

(4) 胸毛
→ どーにもなりません
気合で聴診器をおしつけましょう

※ カルテにはこうやって書こう。

「正常肺胞呼吸音、ラ音なし」または
「no rale」のみ!! 極めてシンプルに英語で!!

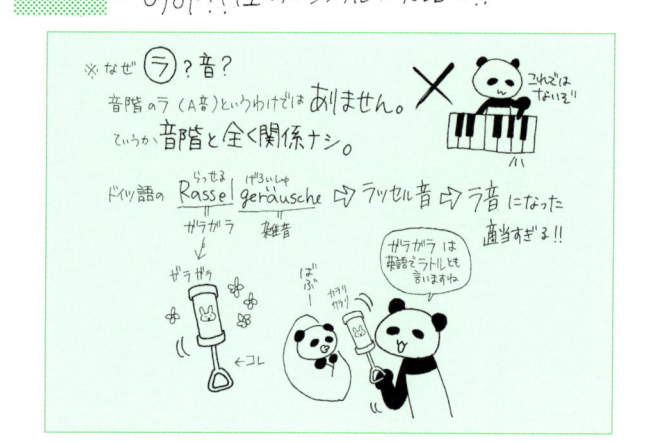

※ なぜ ラ ? 音 ?

音階のラ（A音）というわけではありません。
ていうか音階と全く関係ナシ。

ドイツ語の Rassel（ラッセル／ガラガラ）geräusche（ゲロイシェ／雑音）⇒ ラッセル音 ⇒ ラ音 になった
適当すぎる!!

ガラガラは英語ではラトルとも言いますね

〜乳ちょっとだけ〜

おっぱいの診察の一番のポイントは、**がんがあるかないか**。それだけです。正直、**がんじゃなければ、何でもいいんだ！**数ある病気の中で、がんだけは、絶対に見逃してはいけません。1日でも早く、1ミリでも小さい段階で見つけてあげたい。なぜなら、発見時のがんの進行具合によって、患者さんのその後の人生は大きく変わってしまうからです。がんまたは「がんっぽい」ものを見つかったら、その後は全力で精査をすることになります。

おっぱいの診察は、乳がんの早期発見のためにとても重要です。女医および女性ナースの皆さんは、ひと月に1回程度、患者さんではなく**むしろ自分の乳**を念入りにチェックしましょう。月経前は乳が張っていることが多いので、月経開始5〜10日後に調べるのがオススメです。しこりを見つけたら、お近くの乳腺外科のセンセイに相談しましょうね！

乳で診ることと言ったらさあ、もう **乳ガンか、そうじゃないか。** ホントそれだけよ。それ以外ないよ。

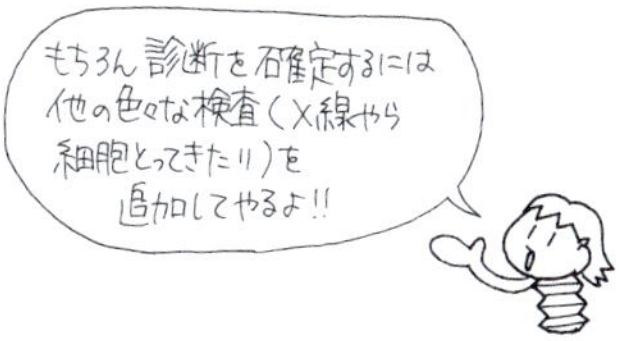

（もちろん診断を確定するには他の色んな検査（X線やら細胞とってきたり）を追加してやるよ!!）

✱ しこりがある場合。

リンパ節はれてる時と同じで
- 大きさ・圧痛
- 固さ
- 表面のツルツル具合

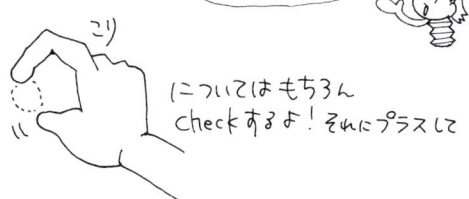

についてはもちろんcheckするよ！それにプラスして

ガンかガンじゃないかをここらへんで見分けるよ！

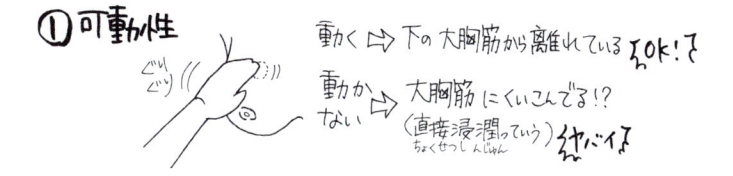

① 可動性

動く ⇒ 下の大胸筋から離れている **OK!**
動かない ⇒ 大胸筋にくいこんでる!?（直接浸潤っていう ちょくせつしんじゅん） **ヤバイ！**

② えくぼ症状
英語でdimpling

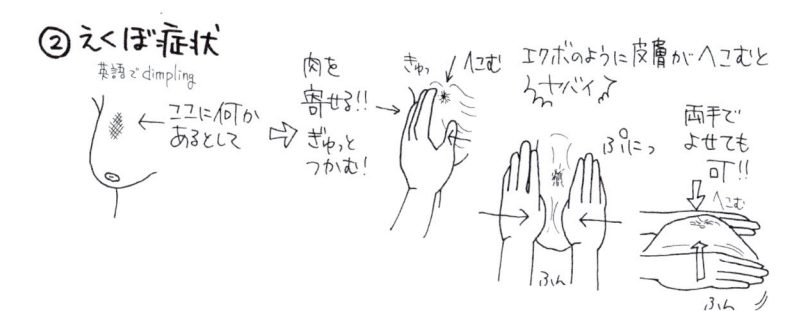

ココに何かあるとして ⇒ 肉を寄せる!! ⇒ ぎゅっとつかむ！

エクボのように皮膚がへこむと **ろくサバイよ**

両手でよせても可!!

094

| 体のみかた | 顔面のみかた | 頸のみかた | **胸のみかた** | 腹のみかた |

③ **分泌物** が出るかどうか

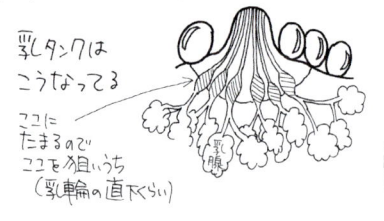

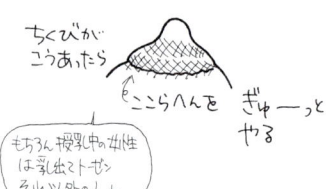

乳タンクはこうなってる
ここにたまるのでここを狙ぅち
（乳輪の直下くらい）
乳腺

ちくびがこうあったら
ここらへんを ぎゅーっとやる
もちろん授乳中の女性は乳出てゼン、それ以外の人ね

〜乳のしぼりかた〜

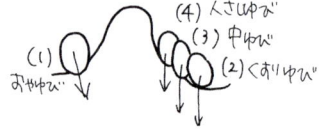

(1) おやゆび
(2) くすりゆび
(3) 中ゆび
(4) 人さしゆび

体幹に向かってこう押すかんじ

リズミカルに **外側** から
(1) 親指と (2) くすり指
→ (3) 中指
→ (4) 人指し指 とよせていく

もしなんか分泌してきたらヤバイぞ
水滴 ← 血性だったりそうじゃなかったり

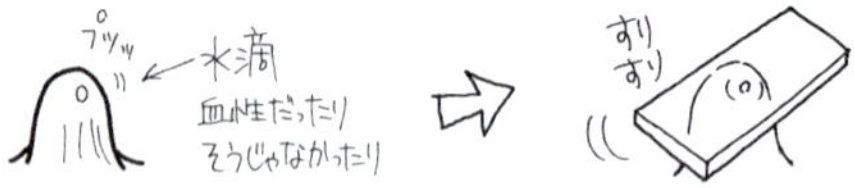

必ずスライドガラスにすりつけること！ → 細胞診へ提出！

✿ カルテにはこんな風に書きます。

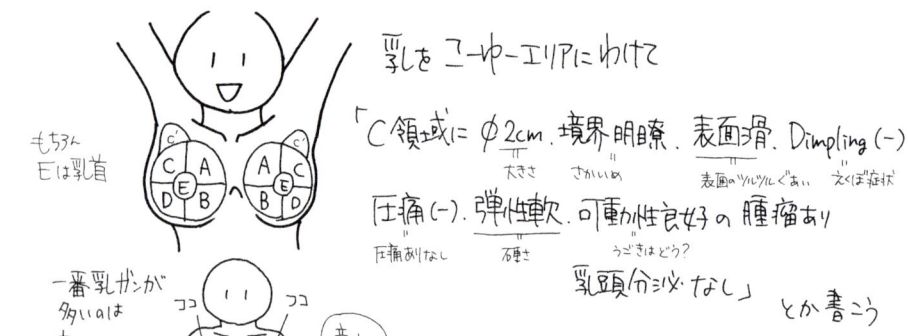

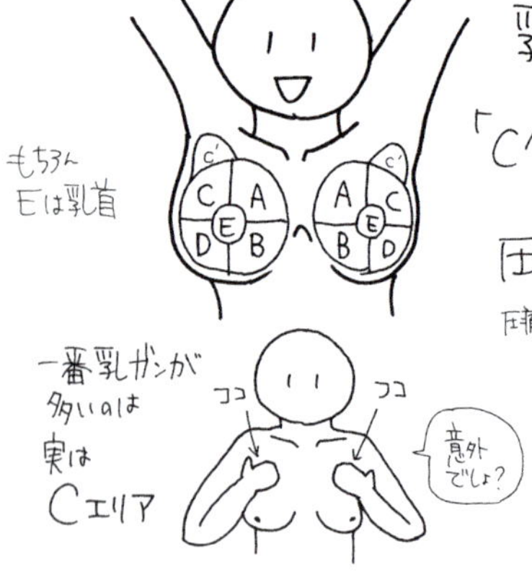

乳を ユーザーエリアにわけて
「C領域に φ2cm. 境界明瞭. 表面滑. Dimpling (−)
　　　大きさ　さかいめ　表面のツルツルぐあい　えくぼ症状
圧痛 (−). 弾性軟. 可動性良好 の腫瘤あり
　圧痛ありなし　硬さ　うごきはどう？
乳頭分泌 なし」 とか書こう

もちろんEは乳首

一番乳ガンが多いのは実はCエリア
ココ ココ
意外でしょ？

✿ 乳ガンなら リンパ節転移をみなきゃ。

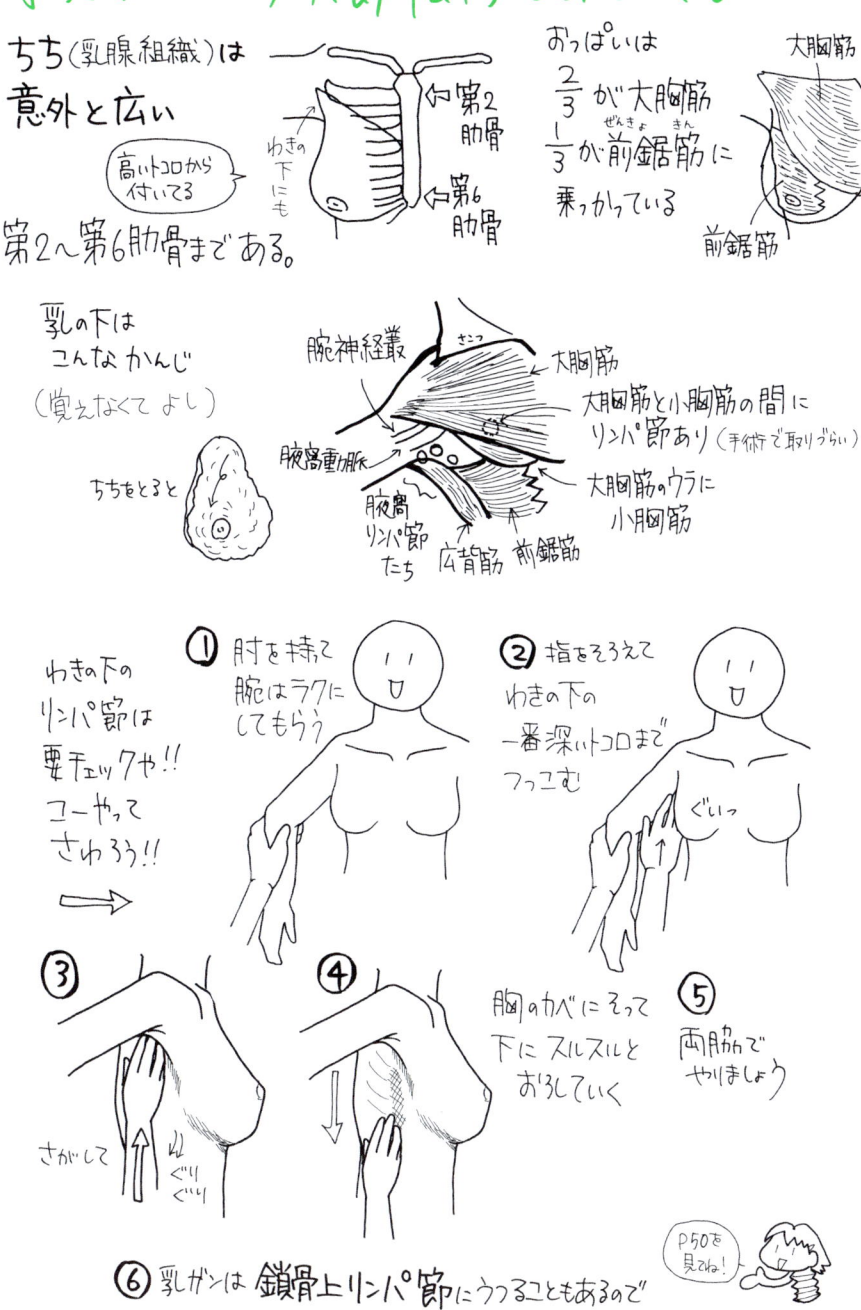

ちち(乳腺組織)は意外と広い
→ 高いトコロから付いてる
第2～第6肋骨まである。

←第2肋骨
←第6肋骨
わきの下にも

おっぱいは
$\frac{2}{3}$ が大胸筋
$\frac{1}{3}$ が前鋸筋に
乗っかっている

大胸筋
前鋸筋

乳の下はこんなかんじ
(覚えなくてよし)

ちちをとると

腕神経叢
さこつ
大胸筋
腋窩動脈
腋窩リンパ節たち
広背筋　前鋸筋

大胸筋と小胸筋の間にリンパ節あり(手術で取りづらい)
大胸筋のウラに小胸筋

わきの下のリンパ節は要チェックや!!
コーやってさわろう!!
→

① 肘を持って腕はラクにしてもらう

② 指をそろえてわきの下の一番深いトコロまでつっこむ
ぐいっ

③ さがして ぐりぐり

④ 胸のカベにそって下にスルスルとおろしていく

⑤ 両脇でやりましょう

⑥ 乳ガンは 鎖骨上リンパ節にうつることもあるので そちらも check さわっておこう♡ (余裕があれば 首のリンパも check)

P50を見てね!

| 体のみかた | 顔面のみかた | 頸のみかた | **胸のみかた** | 腹のみかた |

🌿 しこりがあるかないか の check。

① 乳の左右差 check （ちくびの高さはいっしょ？形も左右いっしょ？）
② 乳表面の皮膚に <u>へんなデコボコ</u> とか <u>へんな凹み</u> とかない？かを check

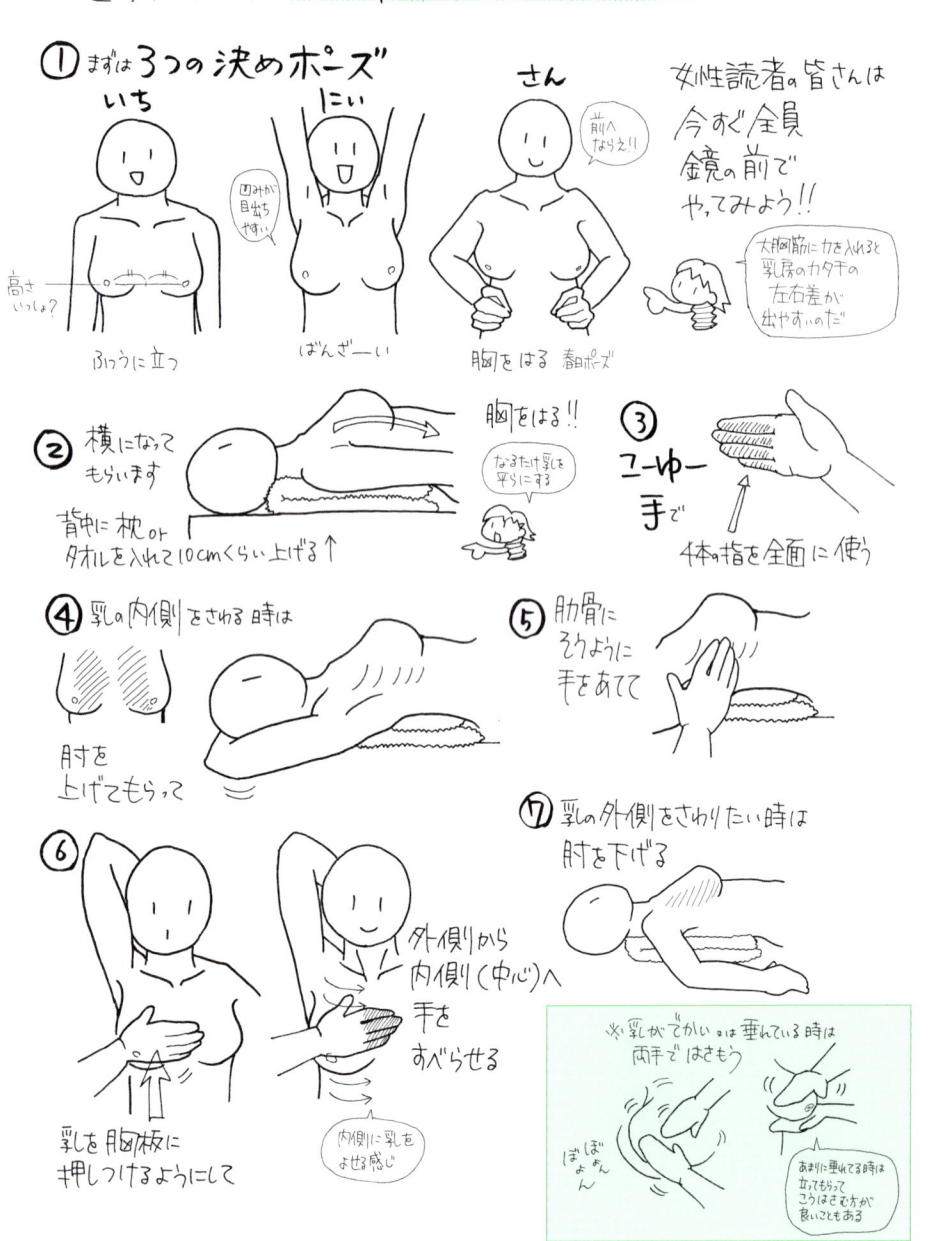

① まずは **3つの決めポーズ**

いち — ふつうに立つ（高さいっしょ？）
にぃ — ばんざーい（凹みが目立ちやすい）
さん — 胸をはる 春日ポーズ（前へならえ！！）

女性読者の皆さんは今すぐ全員 鏡の前でやってみよう！！

大胸筋に力を入れると乳房のカタチの左右差が出やすいのだ

② 横になってもらいます
背中に枕やタオルを入れて10cmくらい上げる↑
胸をはる！！ なるたけ乳を平らにする

③ ユーユー手で
4本の指を全面に使う

④ 乳の内側をさわる時は 肘を上げてもらって

⑤ 肋骨にそるように手をあてて

⑰ 乳の外側をさわりたい時は 肘を下げる

⑥ 乳を胸板に押しつけるようにして
外側から内側（中心）へ手をすべらせる
内側に乳をよせる感じ

※乳がでかい or 垂れている時は 両手ではさもう
ぼよぼよーん
あまりに垂れてる時は 立ってもらって こうはさむ方が 良いこともある

体のみかた 05

腹（はら）のみかた

なぜ人間は血のつまった
ただの袋ではないのだろう？
byカフカ

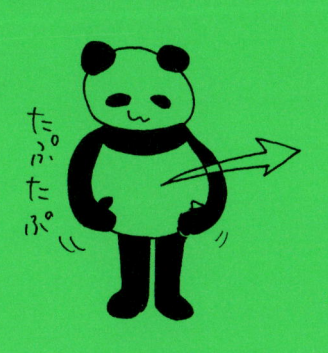

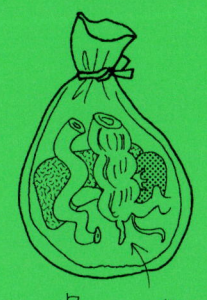

たぷたぷ

中に腸とか臓物とか色々入ってる

腹のみかた

腹に一物かかえている。腹黒い。アイツの腹の中は読めない、等々。太古の昔から、「お腹」の中には訳の分からないいろいろなものが詰まっている、と考えられていました。お腹の中は**ミステリーゾーン**です。「なぜ、人間は血のつまったただの袋ではないのだろうか」と言ったのはカフカですが、腹部の構造を見ると、「人間は腸のつまったただの袋だ」と言い切っても、決して間違ってはいないように思います。腹という袋の中には様々な胃や腸や臓物が詰まって、ぐるぐると混ざり合っています。そのうち、体の外から伺い知ることができるのは、ここらへんです。

> 腹部：平坦、軟、圧痛(−)、腫瘤(−)、肝・脾・腎 触知せず、グル音正常

「ポンポン痛い」ってのは**仮病の筆頭**であり、外来に行けば佃煮にできそうな程、ありふれています。医者は、腹の「見た目の状態」から、それが緊急か否かを判断しなくてはなりません。突然発症する激しい腹痛を、俗に**「急性腹症」**と呼びます。この中からすぐに治療が必要になる(緊急手術が必要になる)病気を見逃さないのが、お腹をみる上での一番のポイントです。例をあげるなら、虫垂炎(俗に言う盲腸)・腸閉塞・急性胆嚢炎・消化管穿孔・臓器破裂など、いろいろあります。これらの病気は、緊急で開腹手術をしたり、管を腸に入れたり、「大掛かりな治療」が必要です。そうしないと、結構あっけなく死にます。次の日の朝まで持ちません。

お腹を開けるのは外科です。外科の先生を呼んでお伺いを立てるか否か？オペに踏み切るか否か？お家に帰すか否か？瞬時の判断をするために、お腹を触って触って触りまくりましょう。

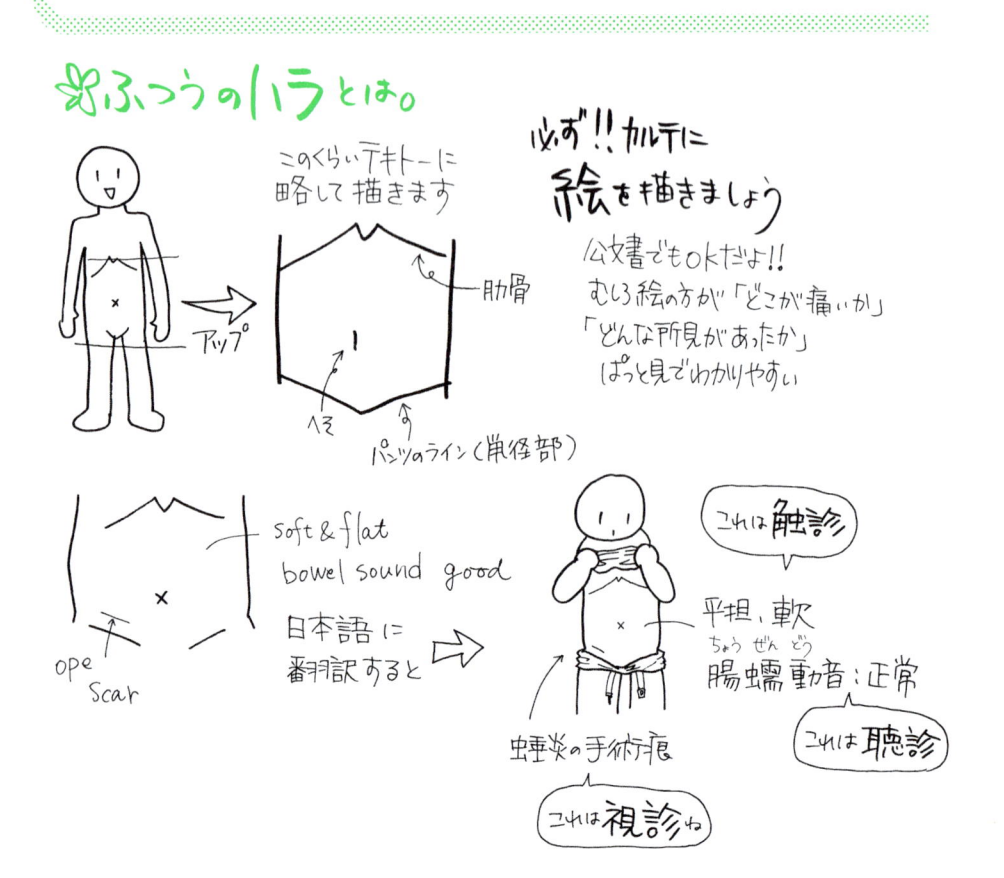

❀ふつうのハラとは。

このくらいテキトーに略して描きます

肋骨
へそ
パンツのライン(鼠径部)
アップ

必ず!!カルテに **絵を描きましょう**
公文書でもOKだよ!!
むしろ絵の方が「どこが痛いか」「どんな所見があったか」
ぱっと見でわかりやすい

ope scar
soft & flat
bowel sound good
日本語に翻訳すると

平坦、軟
腸蠕動音：正常

虫垂炎の手術痕

これは**触診**
これは**聴診**
これは**視診**ね

✿ ふつうでないハラとは。

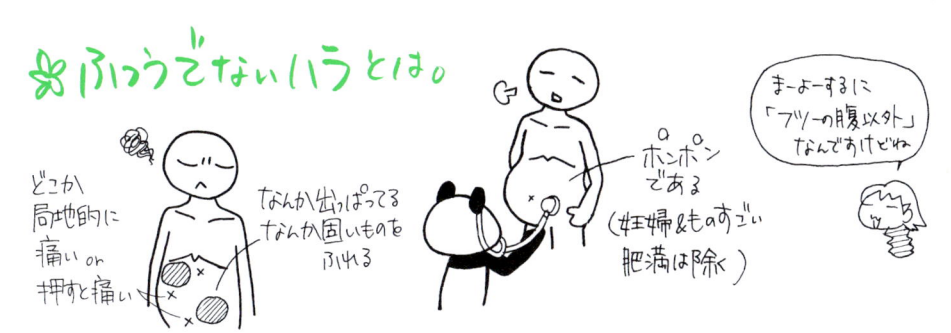

どこか局地的に痛い or 押すと痛い

なんか出っぱってる なんか固いものをふれる

ポンポンである（妊婦&ものすごい肥満は除く）

まーよーするに「フツーの腹以外」なんですけどね

✿ ハラだけはみる順番がわりとシビアー

診察の順番は基本的に **痛くない順**。つまり

見る → 聴く → さわる。 ……とは言ってもわりとこの順番はテキトーで

抜けさえなきゃOK！とp26で書きました。

でも腹だけはこの順番にしっかり従った方がよいです。

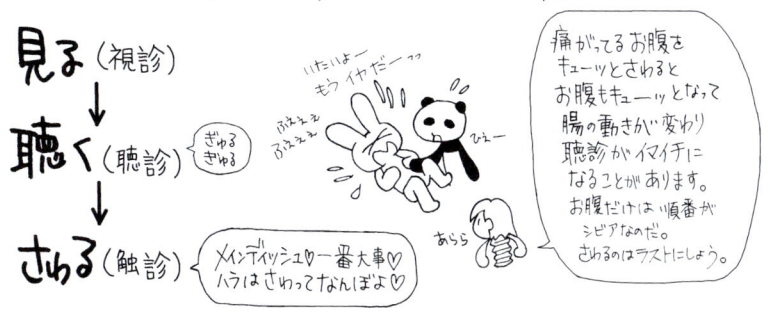

見る（視診）
↓
聴く（聴診）
↓
さわる（触診）

メインディッシュ♡一番大事♡
ハラはさわってなんぼよ♡

痛がってるお腹をキューッとさわるとお腹もキューッとなって腸の動きが変わり聴診がイマイチになることがあります。お腹だけは順番がシビアなのだ。さわるのはラストにしよう。

✿ 視診

あんまりやることないっス。

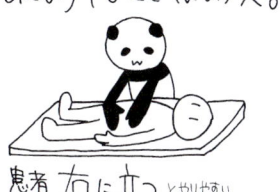

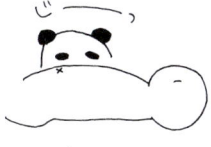

患者さんの **右に立つ** とやりやすい
まーどっちでもいいっちゃいいけど

正常は「平」つまり flat

ふくらんでたら「膨隆」

中に入ってるものを考えましょう

水 → 腹水
か
空気 → 腸に穴があいてる。ヤバス!!
か
血 → 腹腔内出血 ヤバス!!
か
脂肪 → 肥満
か
子供 → 妊娠

あたりが入ってます

腹のみかた

実は一番重要な情報は**手術の痕(オペスカー)**です。

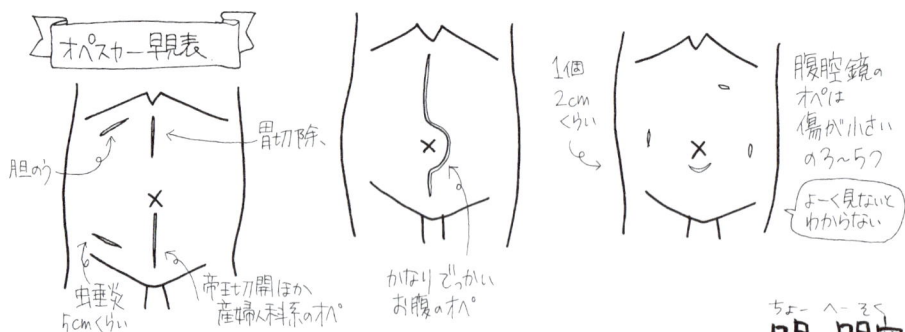

オペスカー早見表
- 胆のう
- 胃切除
- 虫垂炎 5cmくらい
- 帝王切開ほか産婦人科系のオペ
- かなりでっかいお腹のオペ
- 1個 2cmくらい
- 腹腔鏡のオペは傷が小さいの3〜5コ
- よーく見ないとわからない

⇨ オペ後の人は、お腹の中が色々とひきつれたり癒着したりして**腸閉塞(ちょうへいそく)**をおこしやすい。

⇨ 「すでにない」臓器についての病気は考えなくてよくなる。
例えば虫垂炎(アッペ)のオペ後におきてる腹痛なら、もうアッペは考えなくていいでしょ。

⇨ 「以前の病気」と併発しやすい病気を予想できる。胃切除の痕があって、低血糖 〜〜➡ ダンピング症候群では？って思いつく。

よって、患者さんには必ず
「手術をしたことないか」を聴きましょう！！

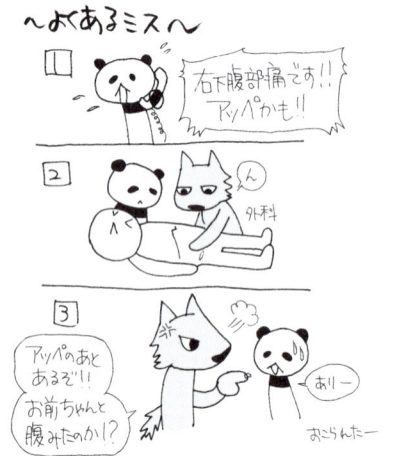

〜よくあるミス〜
1. 「右下腹部痛です!! アッペかも!!」
2. （外科へ）ん
3. 「アッペのあとあるぞぃ！お前ちゃんと腹みたのか？」「あリー」「おこられたー」

盲腸(モーチョー)や帝王切開くらいは手術じゃない、と思ってる人もいるので注意。口では「手術したことない」って言ってたのに腹をみてみたらオペスカーがー!!ってよくあることです。手を抜かず自分の目でみよう。

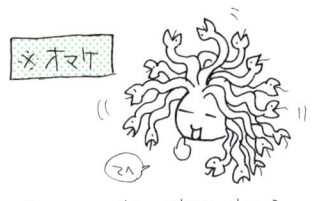

✕ オマケ

メデューサさんはギリシャ神話に出てくる怪物です。髪の毛がヘビです。 （マヘ）

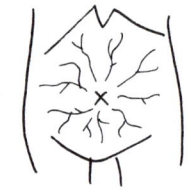

皮膚直下の静脈が青スジ立ってる
⇨ 肝に戻る静脈のうっ滞のせい（肝硬変など）

メデューサの怒張といいます

ねじ子のぐっとくる体のみかた　101

🌿 聴診

お腹のグルグルいってる音を { グル音（ドイツ語の gurren から）とか / 腸音（そのまんま）とか 蠕動音（ぜんどうおん）とか / bowel sound とか } 言います。

聴診器を おしつけず、やさしくそっと置いて 待ちましょう。

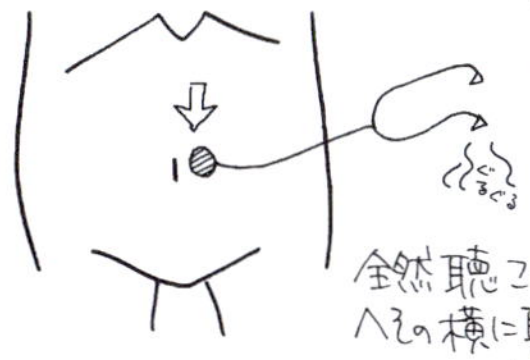

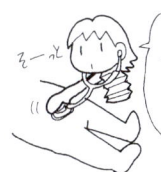

そーっと…

けっこう腸はデリケートなのでちょっとした刺激で動きがにぶくなります。やさしーくそっと置きましょう

グル音はへその周囲で一番よく聴こえるので（小腸のうごく音）

全然聴こえないときは へその横に聴診器をそっとおいて じーっとしよう

何も聴こえなくても 1分は待ちましょう。

何もきこえない!! ─ 消失 ─ 減弱 ─ フツー ─ 亢進 ずっと鳴ってる

- まずは聴診器 壊れてないか、きちんと耳に入ってるか check
- しばらく待つ。しーんとして待つ。
- 他の場所も聴く。
- 最低でも2分以上 & 4ヶ所で聴いて、それでも聴こえなかったらはじめて ヤバイぞ 麻痺性イレウスを考える

減弱：1分間きいて4回以下がめやす
フツー：1分間きいて5回以上がめやす

亢進：運動会みたいに ドンドコドンドコうるさい
- 下痢やら急性腸炎やらいろいろあるけど
- 腸閉塞じゃなかったら まぁ、何でもいい
- イレウスっぽいなら、閉塞性イレウスを考える

⇒ 何にしろ おかしいと思ったら 画像検査（レントゲンやらCTやらエコー）にまわしましょう。

※オマケ1　腹部には大動脈も走ってます

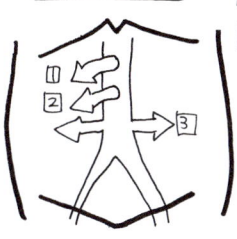

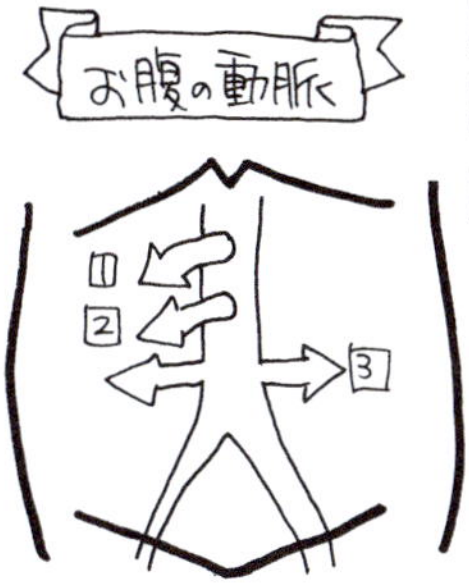

お腹の動脈

① 腹腔動脈（剣状突起とヘソの真ん中）
② 上腸間膜動脈 略して SMA（ヘソのちょっと上）
③ 腎動脈（ヘソのちょっと下）

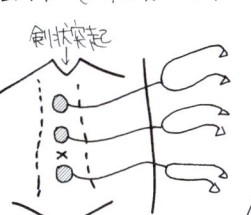

血管の場所（だいたい）

聴診器あてて「どっくんどっくん」が聴こえるのは 普通（やせてる男性とか特にネ）

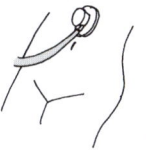

雑音がザーザーと聴こえると異常
⇒ さわってみよう

| 体のみかた | 顔面のみかた | 頸のみかた | 胸のみかた | **腹のみかた** |

動脈がふくらんで でっかいコブになることがあります。**腹部大動脈瘤**です ハレツすると大ピンチです あっという間に死んじゃいます。

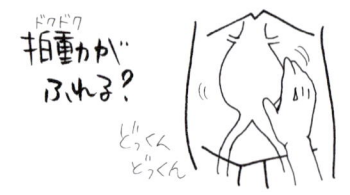

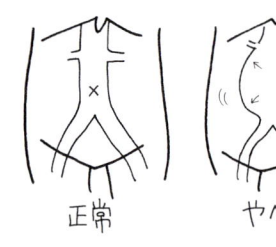

正常 / やべえー

触診もしましょう

拍動が ふれる？ ドクドク どっくんどっくん

3cmまでなら正常
それ以上なら検査にまわしましょう
5cm以上なら破裂の危険大 ヤバイ

（手術することをおススメ）

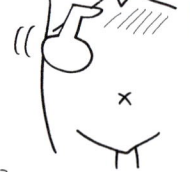

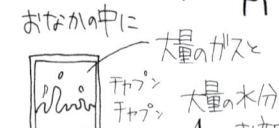

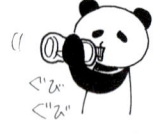

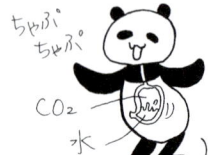

※オマケ2

ここらへん（心窩部）をたたくとチャプンチャプンと音がする。「**振水音**（しんすいおん）」といいます

おなかの中に 大量のガスと 大量の水分が 1つのお部屋に入っていると 揺らした時 ⇒ チャプンチャプンと音がします

〜振水音のつくりかた〜

炭酸水をガボガボのんで ぐびぐび

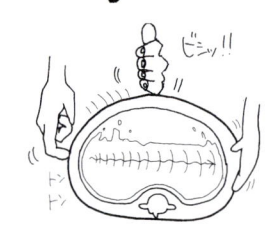

ジャンプすると胃の振水音がきこえます ちゃぷちゃぷ CO2 水

※オマケ3 **波動** ハドーケン!! ショーリューケン!!

片方のハラの脇をトントンとたたいて ドンドン

ただ、これは腹の皮をブルブルが伝わってっちゃうので 正確には ⇩

もう方の腹の脇をさわってて揺れを感じるか？ ⇒ あったら腹水

助のヒトの手

ビシッ!! ドンドン

腹の表面のゆれを止める手が必要。手が足りないので誰かに手伝ってもらうしかない。

（正直メンドクセーのであまりやりません 腹水はエコーでわかるしネー）

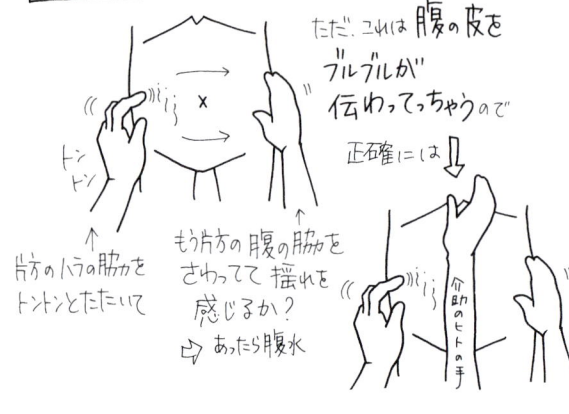

ねじ子のぐっとくる体のみかた　103

❀ ハラは触ってナンボ

真剣にお腹をさわらなきゃいけない、てゆーのは、たいてい**お腹が痛い**時です。それ以外の時は~~テキトーにさわりゃOKです~~。あ、本音言い過ぎた。軽くさわってcheckしておきましょう。

できれば**患者さんの右側**に立っとやりやすい　けどまーどっちでもいいけどネ

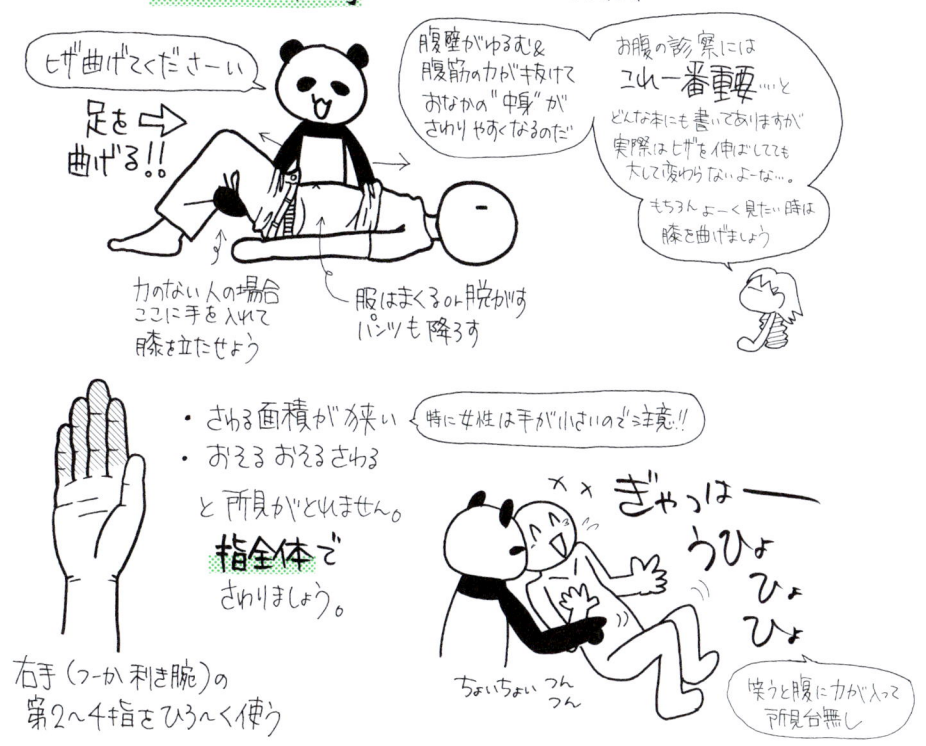

「ヒザ曲げてくださーい」
足を曲げる!!

腹壁がゆるむ&腹筋の力が抜けておなかの"中身"がさわりやすくなるのだ

お腹の診察には**これ一番重要**……とどんな本にも書いてありますが実際はヒザを伸ばしてても大して変わらないよなー…。もちろんよーく見たい時は膝を曲げましょう

力のない人の場合ここに手を入れて膝を立たせよう

服はまくるor脱がすパンツも降ろす

- さわる面積が狭い
- おそるおそるさわる

と所見がとれません。**指全体**でさわりましょう。

特に女性は手が小さいので注意!!

ぎゃっはーうひょひょひょ

ちょいちょい つんつん

笑うと腹に力が入って所見台無し

右手（つーか利き腕）の第2〜4指をひろーく使う

❀ 圧痛（あっつー）押して痛いトコロをさがせ!!

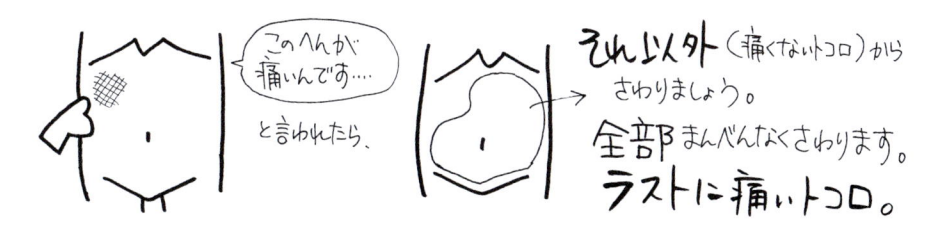

「このへんが痛いんです…」と言われたら、

それ以外（痛くないトコロ）からさわりましょう。**全部**まんべんなくさわります。**ラストに痛いトコロ。**

| 体のみかた | 顔面のみかた | 頸のみかた | 胸のみかた | **腹のみかた** |

ハラの痛い人はたいてい「そんなに押したら痛いよー!!」と言います。が!!
ハラの痛くない人は、<u>かなりの全力で押しても実は痛くありません。</u>
自分で自分のハラを押してみよう!!
つまり、全力で押して痛い =（イコール）「圧痛アリ」としてよいです。

※ いわゆる「腹痛」は、押すとむしろ痛みがやわらぐことが多い
※ 圧痛って皆さんあんまり経験したことないと思います

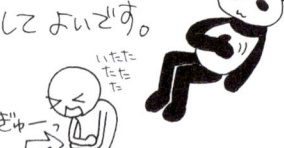

いたたたたた
ぎゅーっ

❁ 反跳痛（はんちょうつう）　ハラのリバウンドって？　ーハラが太ることじゃないよ

お腹をギューーッと押して、<u>手を離した時に</u>痛いことです。

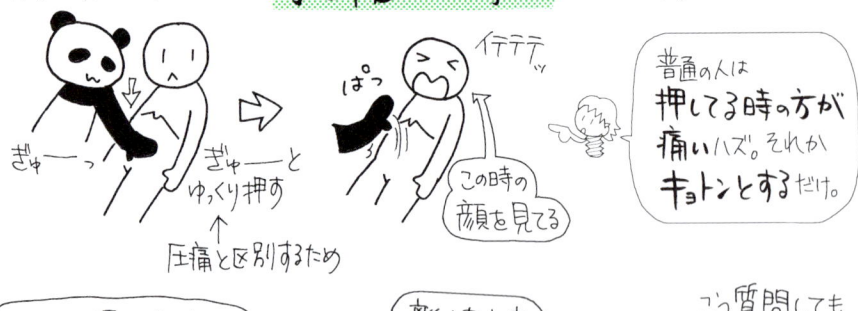

ぎゅーっ
ぎゅーーとゆっくり押す
↓圧痛と区別するため

イテテテッ
ぱっ
この時の顔を見てる

普通の人は
<u>押してる時の方が痛いハズ</u>。それか
<u>キョトンとする</u>だけ。

こうやって押してるときとー
おして

離したとき
どっちが痛いですか？
もどす
パッ

こう質問してもいいんだけど、みんなはっきりわかんないみたいなので
<u>ぱっと手を離した瞬間の表情を見る方が正確です</u>

「手を離した時痛い」っていうのは一見意味がわかりませんね。
手ぇ離したんだから痛くねーだろ、ってカンジですよね。普通の人はキョトンとします。
でもある種の病気のヒトたちは 離すと痛い、いやむしろ <u>離した時のほーが</u>
<u>痛え!!</u> となるのだ。これを [日本語] 反跳痛あり ⎫
　　　　　　　　　　　　　　　　　　　　　　　　　⎬ と言います。
　　　[英語] rebound tenderness (+) 略して リバウンドあり ⎭

英語の方が言いやすいのでよく使う

<u>腹膜刺激症状</u>のうちの 1つです。

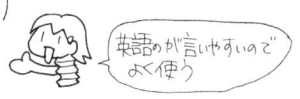

じゃあ腹膜シゲキ症状ってナニ？

突然ですがハラの中はこんな感じになっています
お腹をただの袋と考えると……↓超 大ざっぱなイメージ図

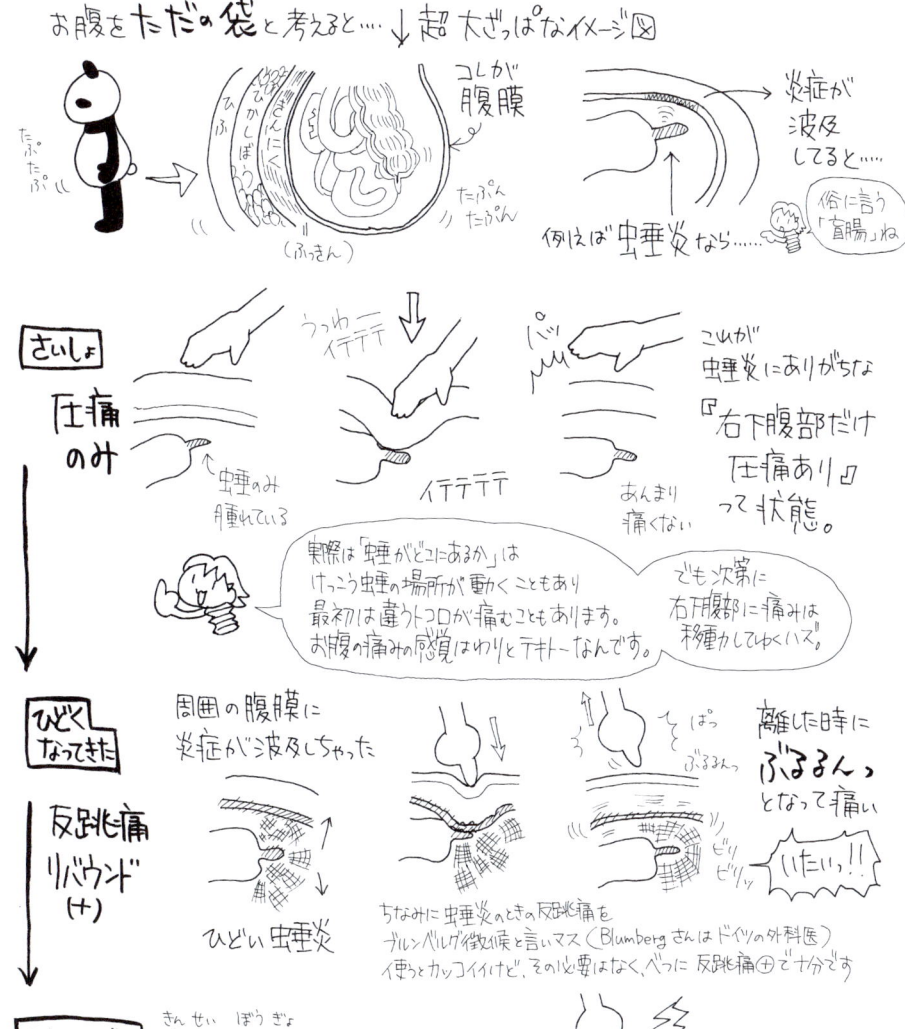

（ぷにぷに）
たぷたぷ → ぴかぴか つるつる ひだひだ コレが腹膜 たぷん たぷん（ふきん）

→ 炎症が波及してると……
例えば虫垂炎なら……
俗に言う「盲腸」ね

さいしょ
圧痛のみ

うっふーイテテテ
↓ ぺ
虫垂のみ腫れている イテテテテ あんまり痛くない

こいつが虫垂炎にありがちな
『右下腹部だけ圧痛あり』って状態。

実際は「虫垂がドコにあるか」は
けっこう虫垂の場所が動くこともあり
最初は違うトコロが痛むこともあります。
お腹の痛みの感覚はわりとテキトーなんです。

でも次第に右下腹部に痛みは移動してゆくハズ。

ひどくなってきた
反跳痛リバウンド(+)

周囲の腹膜に炎症が波及しちゃった
ひどい虫垂炎

↓ そぱ ぶるるっ
ビリビリ

離した時にぶるるん、となって痛い
いたいっ!!

ちなみに虫垂炎のときの反跳痛を
ブルンベルグ徴候と言いマス（Blumbergさんはドイツの外科医）
使うとカッコイイけど、その必要はなく、ベつに反跳痛⊕で十分です

さらにひどい

きんせい ぼうぎょ
筋性防御ってゆーヤツが出て
腹が板みたいに
カチカチになります。

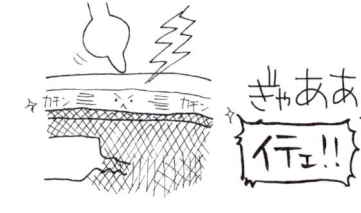

カチカチ
きゃあああああ
イテェ!!

筋性防御はヤバい。

反跳痛がさらにひどくなるともうちょっとさわられるのも痛い状態。腹の中を刺激から守る&耐えるために腹筋がカチンカチンになります。これを俗に「腹が固い」と言います。即、手術です。

（「腹筋に力が入りっぱなし」の状態を「腹が固い」という　本当に筋肉が固くなるわけではないです）

「腹が固い」とゆー言葉はこのように使います

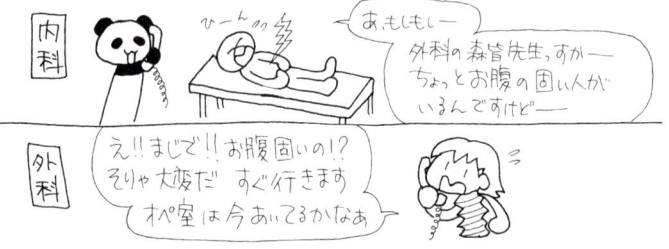

内科：もしもしー　外科の森皆先生、すかー　ちょっとお腹の固い人がいるんですけどー

外科：え!!まじで!!お腹固いの!?　そりゃ大変だ　すぐ行きます　オペ室は今あいてるかなぁ

「腹が固い」とは!? ⇒ もう炎症がお腹の中じゅうにバラまかれていて汎発性腹膜炎になっている状態。

⇒ 緊急オペしなくちゃ!! っていう「コトバ」なんです。

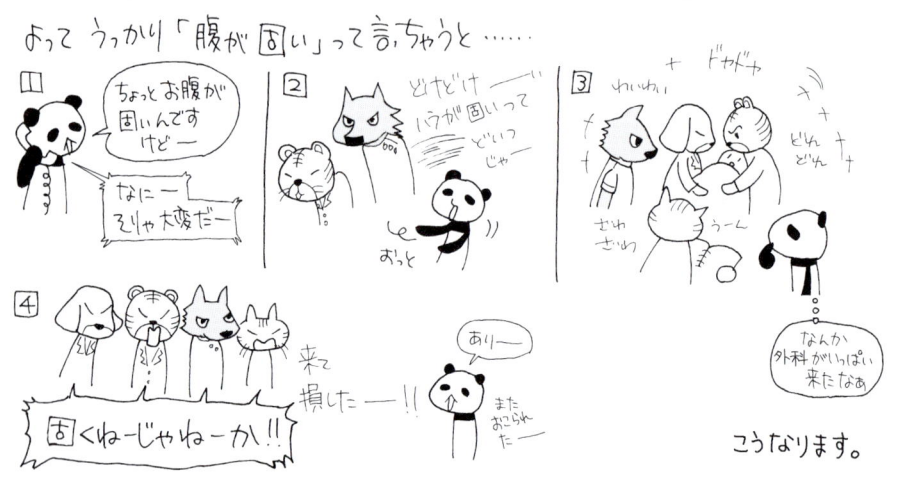

よってうっかり「腹が固い」って言っちゃうと……

① ちょっとお腹が固いんですけどー　なにー　そりゃ大変だー

② どけどけー　バウが固いってどーいうこっちゃー　おっと

③ わいわい　ドガドガ　バウが固ってどんどん　さわさわ　うーん

④ 来て損したー!!　固くねーじゃねーか!!　あリー　またおこられた

なんか外科がいっぱい来たなぁ

こうなります。

ねじ子のぐっとくる体のみかた　107

この「腹が固い」ことを専門用語で
- （日）筋性防御（きんせいぼうぎょ）
- （英）muscular defence
  略してディフェンス
- （フランス語）défense musculaire
  略してデファンス

口頭では「デファンス」と結構言いますね
めずらしくフラ語由来のことば

実際、どんなんか、フーと

ポンポンの場合

患者さんはずーーっと苦悶の表情or大騒ぎ

カエルのおケツからAir入れたみたいな状態

子供がよくやるイタズラ

ヘソがあるよ
あ、まちがえた

平らな場合

鉄板みたいにカッチカチ

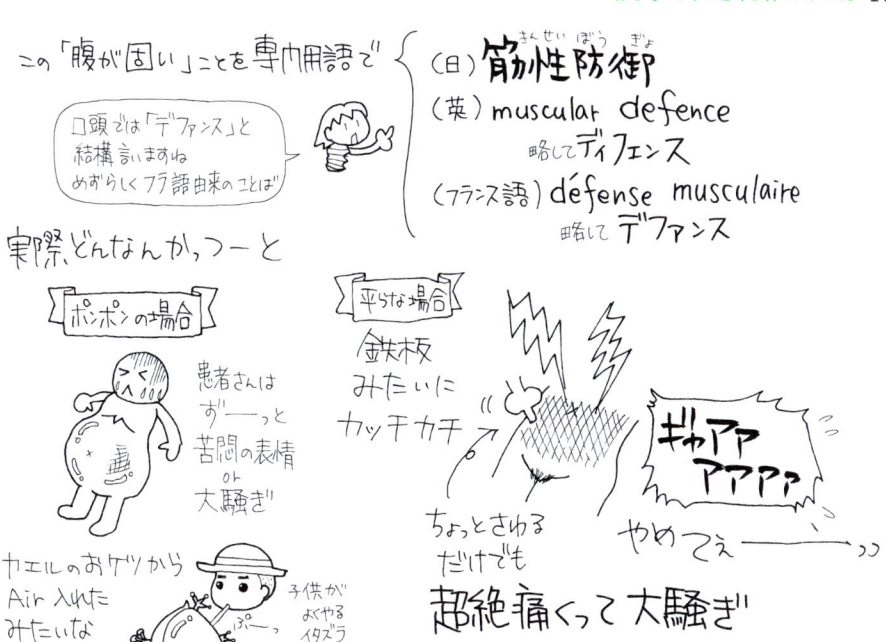

ちょっとさわるだけでも

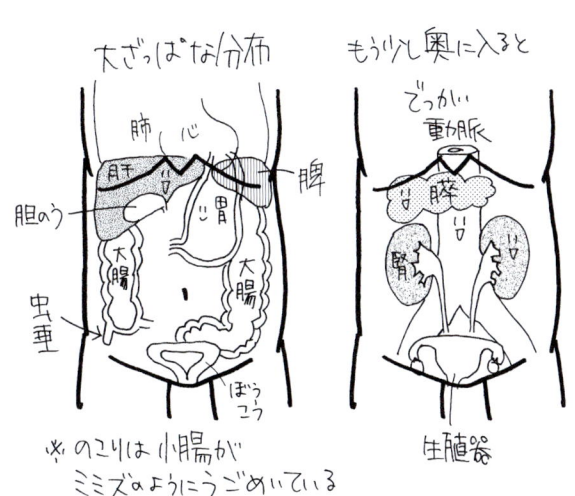

ギャアアアアア
やめてぇーーー

超絶痛くって大騒ぎ

🌿 ポンポン、いたいよー 🎀

大ざっぱな分布

肺、心、肝、胃、脾
胆のう、大腸、虫垂、ぼうこう

※のこりは小腸がミミズのようにうごめいている

もう少し奥に入ると

でっかい動脈
膵、腎
生殖器

ここらへん痛きゃこんな予想がつく（ただし、あくまで予想）

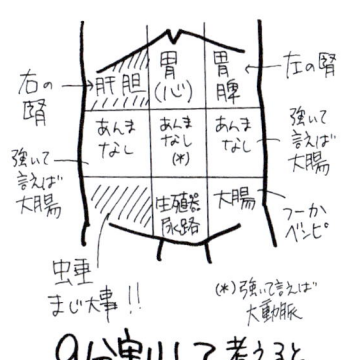

右の腎	肝胆	胃脾	左の腎
強いて言えば大腸	胃(心)	胃脾	強いて言えば大腸
	あんまなし	あんまなし(*)	あんまなし
	生殖器尿路	大腸	フーかベンピ

虫垂まじ大事‼
(*)強いて言えば大動脈

9分割して考えるとベンリです

有名な圧痛

虫垂炎の時に痛くなる。とりあえずこれだけ覚えとけ

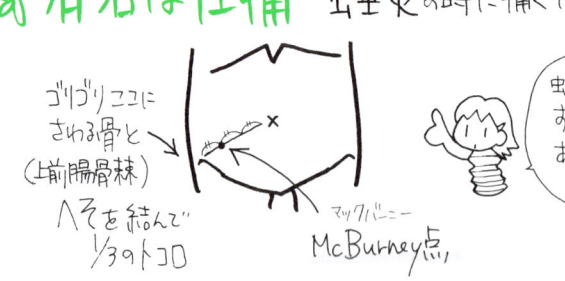

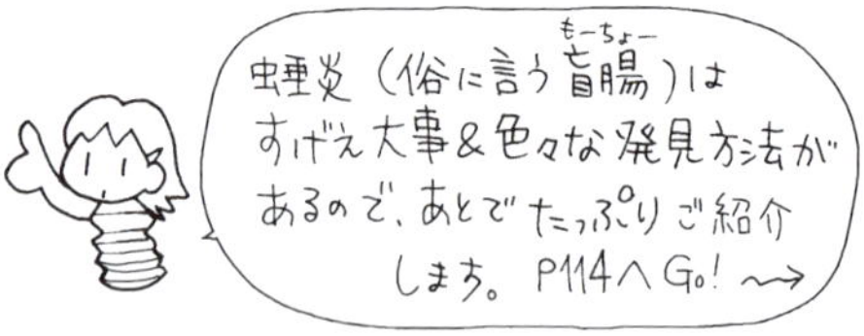

ゴリゴリココに
さわる骨と
（上前腸骨棘）
へそを結んで
1/3のトコロ

× McBurney点 マックバーニー

虫垂炎（俗に言う盲腸）は
すげぇ大事＆色々な発見方法が
あるので、あとで たっぷりご紹介
しまぁす。P114へGo！ →

肝臓のさわり方

まずは 打診で叩いて
位置をカクニン。

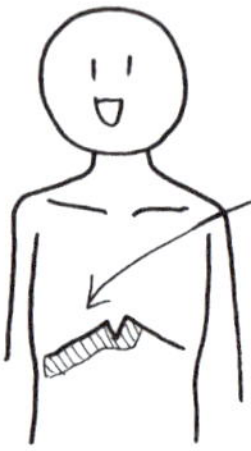

肝はここにあります
右の肋骨から 1横指分くらい
までは 顔を出してても正常

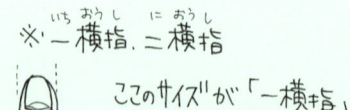

① あらかじめ打診しておくと
わかりやすいです

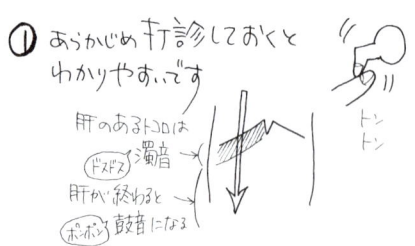

トントン

肝のあるトコロは
ドスドス 濁音
肝が終わると
ポンポン 鼓音になる

② こんな
手の
そえ方

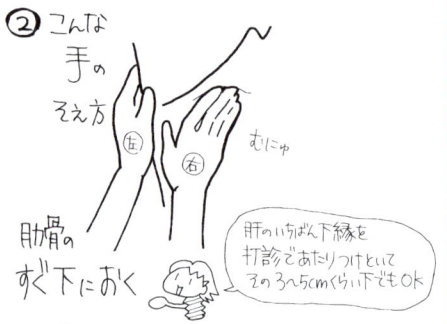

左 右 むにゅ

肋骨の
すぐ下におく

肝のいちばん下縁を
打診であたりつけといて
その3〜5cmぐらい下でもOK

※一横指、二横指

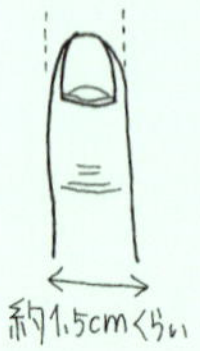

ここのサイズが「一横指」
指のヨコハバ1本分てこと

約1.5cmくらい

サッと指を並べて測れます

定規出して測るのが
めんどくさい時とっても便利!!

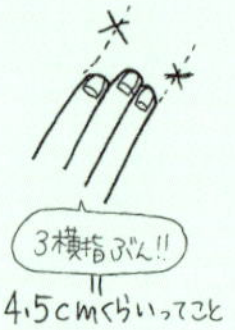

3横指ぶん!!
4.5cmくらいってこと

ただし欧米の♂の指が
規準になるので
指が細いヒトだと
ちょっとズレます。女性は注意。

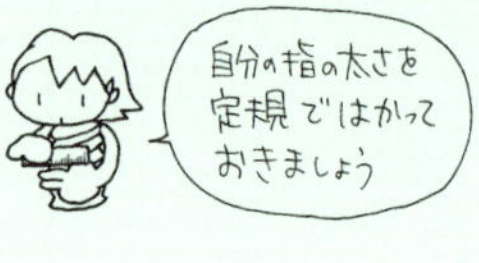

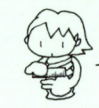

自分の指の太さを
定規ではかって
おきましょう

③「息を大きく吸ってくださーーい」

口で大きく息を吸うと → 肺がふくらんで → 横隔膜が下がります。すると
→（横隔膜にくっついてる）肝臓が ゆっくり下がってきます。

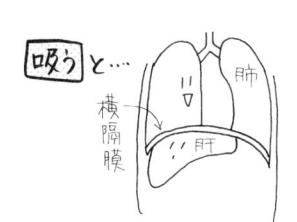

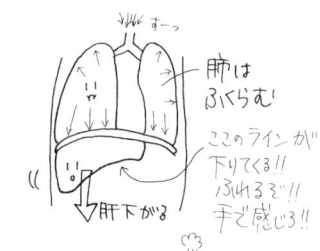

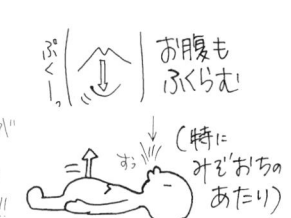

吸うと…
横隔膜　肺　肝

肺はふくらむ
ここのラインが下りてくる!! ふれるぞ!! 手で感じろ!!
肝下がる

お腹もふくらむ
（特にみぞおちのあたり）

「吐いてくださーい」
息を吐くと →肺がちぢんで
→横隔膜が上がって
→肝臓もゆっくり上がっていきます。

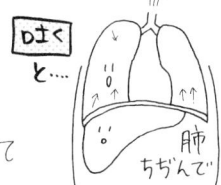

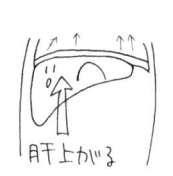

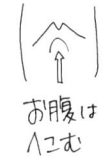

吐くと…
肺ちぢんで
肝上がる
お腹はへこむ

腹式呼吸が上手な人だと、お腹のふくらむ⇔へこむがわかりやすいのでやりやすい。
だからと言って 腹式呼吸してくださーい とか お腹で息してくださーい とか言うとやりづらい。
逆にわけわかんなくなっちゃう。ふつーに自然に腹式呼吸してもらうには……

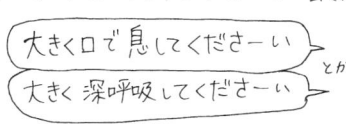

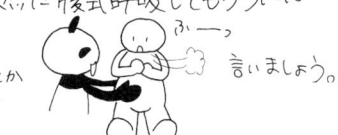

大きく口で息してくださーい とか
大きく深呼吸してくださーい
言いましょう。

④ 息をふーーっと吐いて
お腹が凹んでいったら、
それについて行くように
右手をスッと
さし入れていこう!!

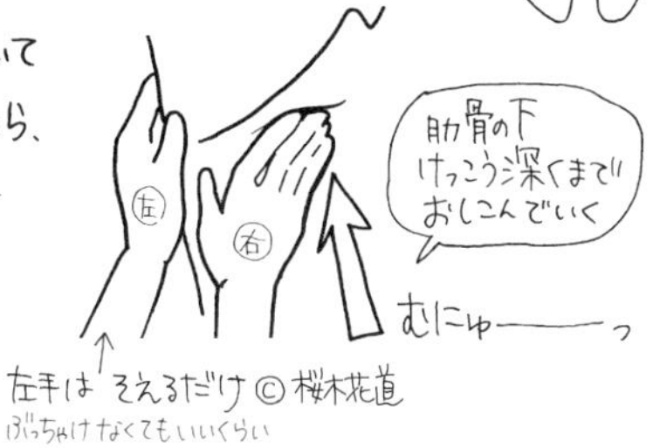

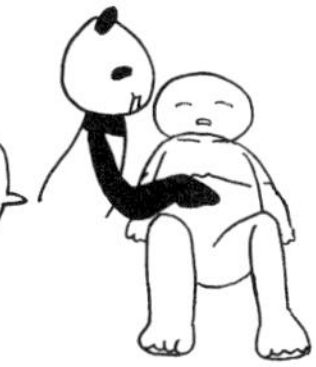

左　右
肋骨の下けっこう深くまでおしこんでいく
むにゅーーっ
左手はそえるだけ ©桜木花道
ぶっちゃけなくてもいいくらい

⑤ 手の位置はそのままで
息を大ーきく吸って下さーい
息を吸わせると……

⑥ ゆっくりと肺がふくらんで
→ お腹もふくらんで
→ 肝がゆっくりと下がってくる。ハズ。

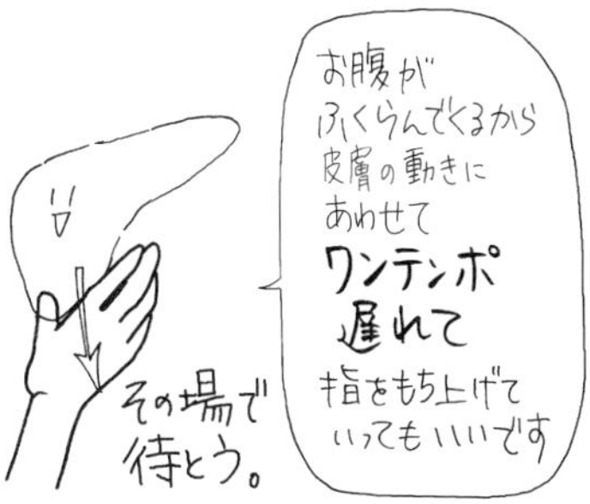

その場で待とう。

お腹がふくらんでくるから皮膚の動きにあわせてワンテンポ遅れて指をもち上げていってもいいです

| 体のみかた | 顔面のみかた | 頸のみかた | 胸のみかた | **腹のみかた** |

⑦ やわらかい実質臓器がゆっくりと下がってくる感じをつかめ!!

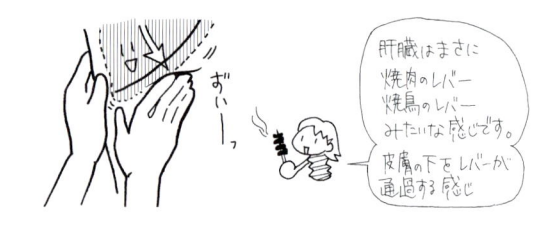

> 肝臓はまさに焼肉のレバー　焼鳥のレバーみたいな感じです。
> 皮膚の下をレバーが通過する感じ

⑧ これで なーんにも 触らなかったら右手で押す場所をもう少し上↑↑にして、もう1回やろう！

⑨ もし肝さわったら 肋骨のラインにそって まん中へんもさわろう（剣状突起の下）

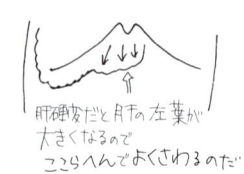

肝硬変だと肝の左葉が大きくなるので ここらへんでよくさわるのだ

❀ カルテにはこうやって書こう。

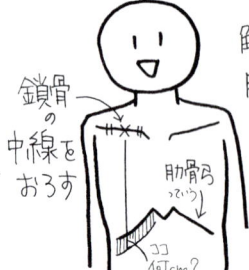

触診でわかった肝の位置は こーやって書きます
肋骨のいちばん下から 何cmくらい出る？ がポイント

「肝臓：右季肋部に ◎cm 触知」 とか
「肋骨下 ○ 横指 触知」 とか
「肝が ◎cm ふれる」 とか 書こう。

鎖骨の中線をおろす
肋骨弓っていう
ココ (何cm?)

あ、そうそう、
「肝：触知せず」でも **正常**です。
ちょうど右季肋部の真下に肝の下縁があって、
フツーの呼吸下では 7割のヒトは 肝臓さわらない。肝臓さわるのは残りの3割。

> 肝臓が「存在しない」ってのはありえないので「肝がさわらない」イコール、肝は大して腫れてないし大きくも固くもなってない。つまりおそらく正常だろうってことです。

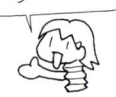

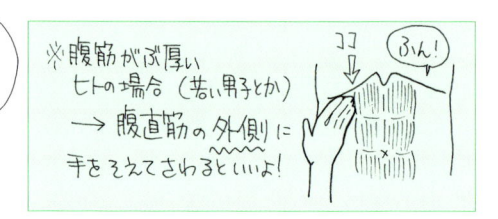

※ 季肋部とは。
→ 肋骨弓の下のここらへんのこと
右　×　左

※ 腹筋が分厚いヒトの場合（若い男子とか）
→ 腹直筋の外側に手をそえてさわるといいよ！
ココ ふん！

🌿 肝臓 さわったらここらへんを check!

(1) 肝のはしっこが 鋭ってるか否か 　「辺縁：鋭利」(正常) ↔ 「辺縁鈍」(ヘン)
(2) 肝が 硬いか、やわらかいか 　　　「硬度：軟」 ↔ 「弾性硬」「固」
(3) 表面 ツルツル？ゴツゴツ？ 　　　「表面：平滑」 ↔ 「表面凹凸」
(4) 圧痛ある？ない？ 　　　　　　　　「圧痛なし」 ↔ 「圧痛あり」

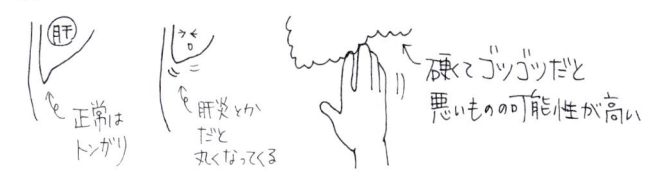

←正常はトンガリ
←肝炎とかだと丸くなってくる
硬くてゴツゴツだと悪いものの可能性が高い

🌿 Murphy 徴候 （マーフィー）
アメリカのマーフィー先生がみつけたサインでござる

胆のうに 何かある と これやった時に
胆のうも一緒に降りてきて

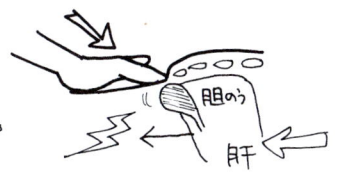

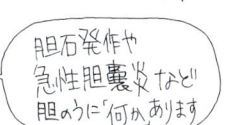

「いてっ!!」となる。その場で息をのむことも。

⇒ Murphy徴候 といいます

胆石発作や急性胆嚢炎など 胆のうに「何か」あります

🌿 脾臓 (ひぞー) ってさわるの？

正常なら さわりません。これから紹介する方法でもし さわったら、かーなーリ!!
大きく なっちゃってる 脾腫 (ひしゅ) です。

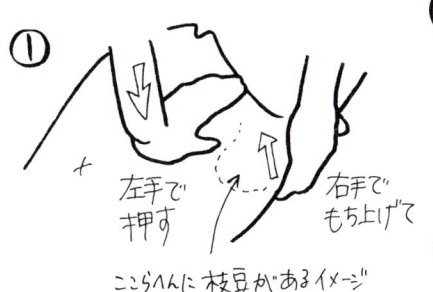

① 左手で押す　右手でもち上げて
ここらへんに 枝豆があるイメージ

② 肝臓と同じように 深呼吸
「息すってー」「吐いてー」←ここで押す
「また 吸ってー」←このタイミングでなんかふれる？中で下りてくる？

③ 中で "なにが" 下りてくるのを全力で感じよう。

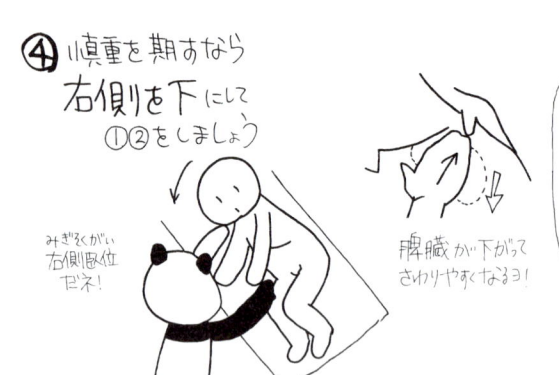

| 体のみかた | 顔面のみかた | 頸のみかた | 胸のみかた | **腹のみかた** |

④ 慎重を期すなら 右側を下にして ①②をしましょう

みぎそくがい右側臥位だネ!

脾臓が下がってさわりやすくなるヨ!

脾腫になってたとしてもよっぽど大きく育ってないとさわらない。
→ よって「さわらない」からといって「脾腫じゃない」とは言えない!!
ので、正常、検査としての価値が低くあんまりやらない手技ですねー。
最近はエコーやCTで簡単に脾腫がみつかるしさ〜

☆腎臓 はこんな かんじの ポーズ!!

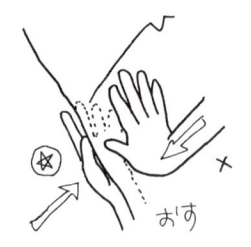

肝や脾と同様に
息吸って
→吐いて—
→また吸って—
⇧ここで
降りてくるのをcheck

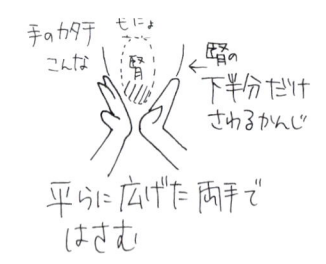

手のカタチ こんな
腎の下半分だけさわるかんじ
平らに広げた両手ではさむ

やせていて、お腹の筋肉が柔らかい女性ならば、
さわれることもあります。
フツー はさわれません!!

むしろ ガッツりさわれたらちょっと異常です
検査にまわした方がいい…ぐらい

最近はエコーやCTで簡単に
肝、腎、脾の様子が
見られるようになったため
ここら へんの手技は
あまりやらなくなってきてます

☆腎臓ってどこにあるの?

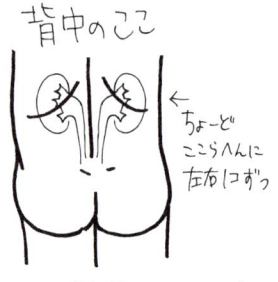

背中のここ

ちょーどここらへんに左右にずつ

ここに 腎臓はあります。

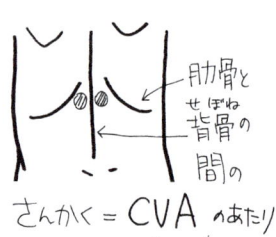

肋骨とせぼね背骨の間の
さんかく = CVA のあたり
costovertebral angle

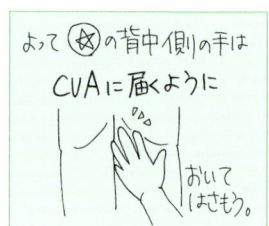

よって㊧の背中側の手は
CVAに届くように
おいてはさもう。

ねじ子のぐっとくる体のみかた　113

こぶしのココで
コンコンと
たたく

コンコン
右も　左も

ここたたいて
いたくないですが―

腎＆その先につづく尿路に
何かあったときに
・尿路結石
・腎盂腎炎
etc

⇒ CVAを叩くと
すげえ痛い

⇒ CVA tenderness と呼びます

CVA tendernessは尿路系の病気を
見付ける時に**すげえ便利**で
超有名な手技なのでぜひやろう!!

へ?べつに…

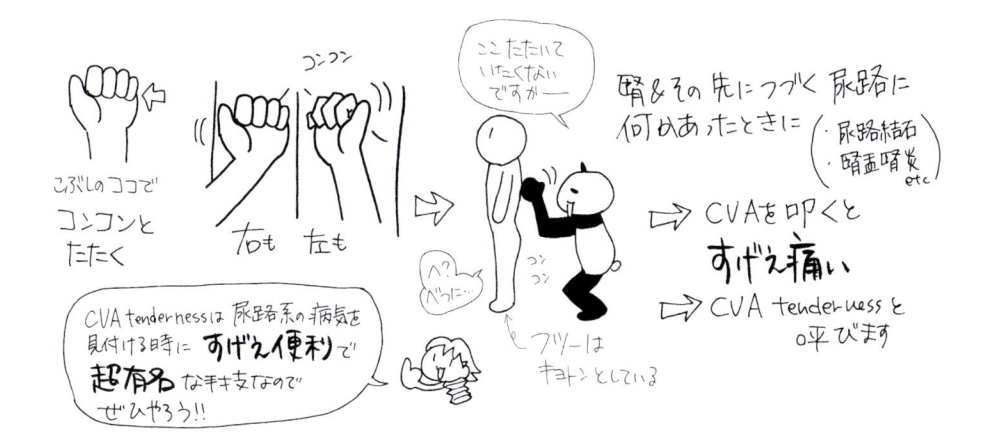

フツーはキョトンとしている

まとめると。

○ 腹は **さわってナンボ**。　さわる前に色々考えてもムダです。
さわらないのは**論外**です。
とにかくさわりましょう。

○ さわって、ヘンだと思ったら、 { 腹部X線（臥位） / CT / エコー } など、画像検査に回しましょう。

○ **緊急オペが必要かどうか** を考えましょう。

以上をふまえて、**渾身の力で正常所見**をカルテに書きましょう。

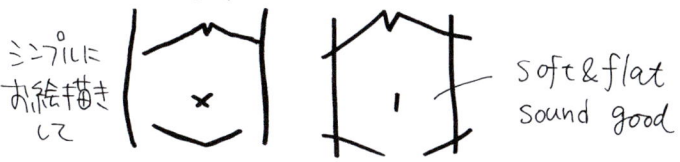

シンプルにお絵描きして

soft & flat
sound good

とくべっふろく〜虫垂炎の大特集だョ！〜

🌸 虫垂炎ってなに？

いわゆる「盲腸（もうちょう）」のことです。「盲腸」という病名は正確にはまちがってます。（昔は盲腸周辺がグジャッと腐っちゃった状態で発見されてたので その病名がつきました）腐るのは虫垂です。基本的には右下腹部にあります。

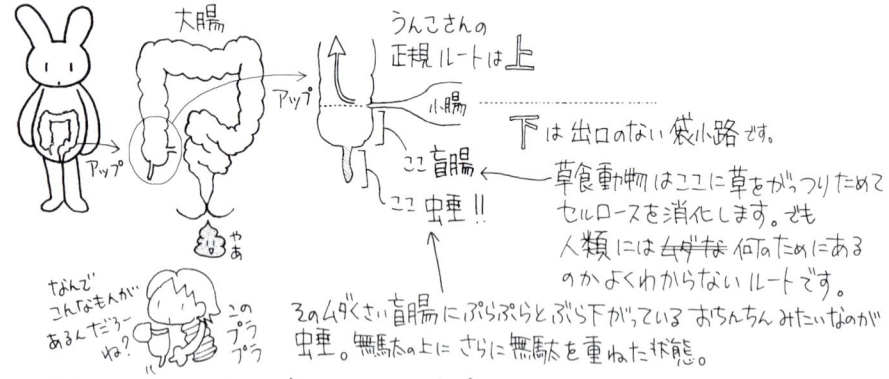

```
大腸                    うんこさんの
                        正規ルートは上↑
        アップ
  アップ              小腸
                    
          ここ盲腸 ←  下は出口のない袋小路です。
          ここ虫垂!!   草食動物はココに草をがっつりためて
                      セルロースを消化します。でも
なんで                  人類には何のためにある
こんなもんが              のかよくわからないルートです。
あるんだろう？
       このプラプラ
```

るのムダくさい盲腸にぷらぷらとぶら下がっている おちんちんみたいなのが虫垂。無駄の上にさらに無駄を重ねた状態。

なぜ虫垂がある日突然 **腐るのかは謎** とされています。
スイカの種がつまって腐るとか いろんな俗説がありますが、全て根拠なし。

🌸 なんで虫垂炎だけ特別扱いすんの？ えこひいきじゃね？

虫垂炎（英語でAppendicitis. 略してアッペ）は簡単に治る病気／簡単にできる手術の代名詞 みたいに思われてるけど、そんなことはないんだな。なぜなら、

① **死ぬ** から。
② 虫垂炎の診断って **実はすげえ難しい** から。

現代は **エコー** や **CT** など いろんな画像検査がありますが、それでも虫垂炎を見付けるのは難しいです。いやだからこそ身体所見が大切だったりします。虫垂炎はとても大事な病気なので、昔ながらのスペシャルな診察方法がいっぱいあります。ここでまとめて紹介するョ！

❀ え、今どき「盲腸」で死ぬの？まじで？

死にます。今でも。なめてかかっちゃー絶対にダメ!!
突然の腹痛の場合は必ず（どんなにショボく見えても、どんなに場所が違っていても）一度は虫垂炎を疑ってかかること!!

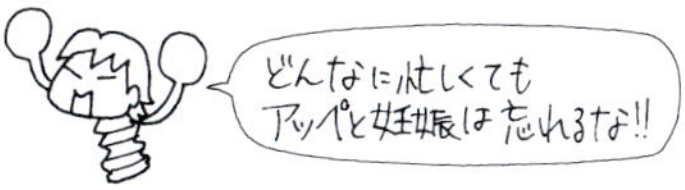

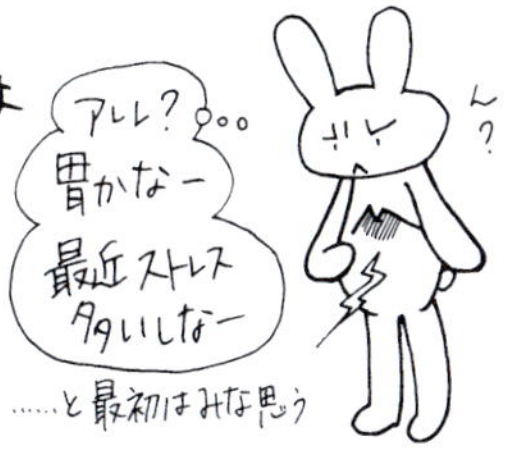

> どんなに忙しくてもアッペと妊娠は忘れるな!!

❀ よくあるアッペ（虫垂炎）の経過

典型的な虫垂炎はまず みぞおち（心窩部）が痛くなる

「アレ？…胃かなー 最近ストレス多いしなー」……と最初はみな思う

だんだん 右下腹部に痛みが集中してくる

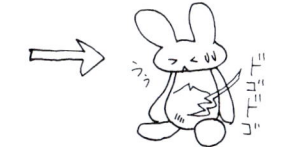

ドコドコドコ

ところが!!

妊婦さんはこんなトコロ

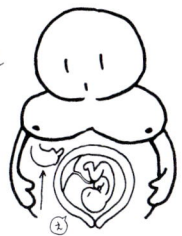

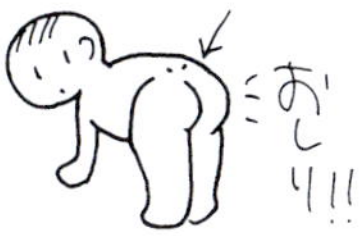

小児はこんなトコロに虫垂があったりするんだなー 恐ろしい!!

エコーでも造影CTでもわかんなかったりします。それでも身体所見だけを頼りに手術にふみきることも多いです。というわけで身体所見すげー大事!!

❀ アッペ（虫垂）で見られるゆーめー（有名）な所見はコレ!!

🔲 超有名な 圧痛 さっきもかいた

ゴリゴリココにさわる骨と（上前腸骨棘）へそを結んで1/3のトコロ

McBurney点（マックバーニー）

> 「虫垂炎の圧痛の場所」は他にもいろいろ教科書にのっています。発見した人はみんな自分の名前をつけるんだよねー。でも正直覚えきらん。体格にもよるし、ぶっちゃけ全部「右下腹部の圧痛」でよくね……？ McBurney点 だけ覚えよう。

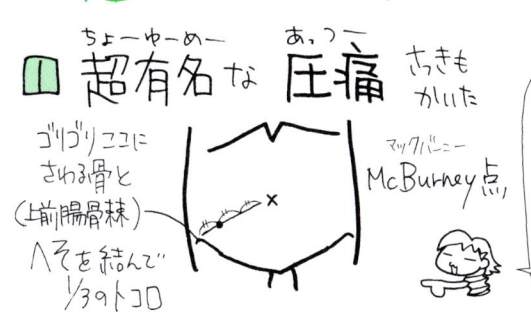

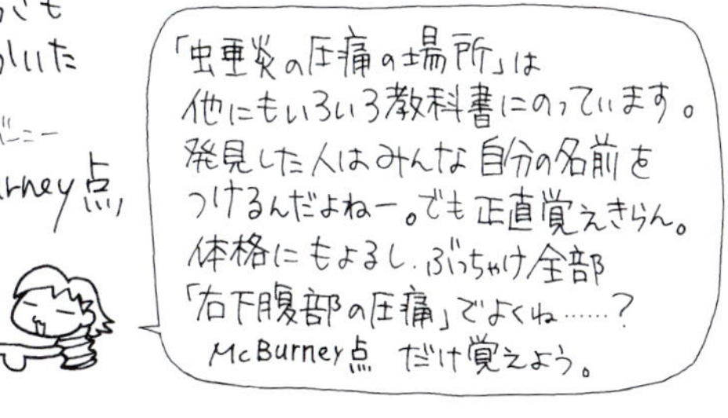

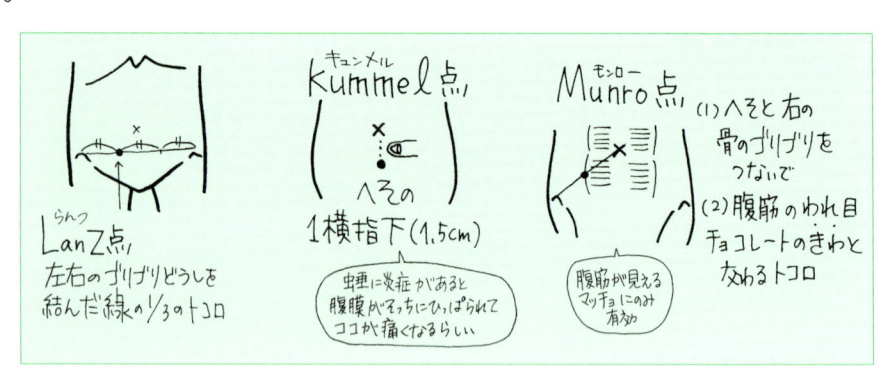

116

| 体のみかた | 顔面のみかた | 頸のみかた | 胸のみかた | **腹のみかた** |

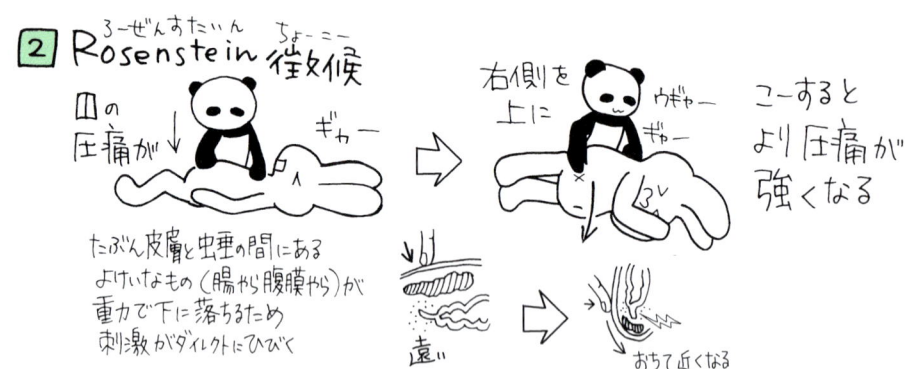

Lanz点
左右のゴリゴリどうしを結んだ線の 1/3 のトコロ

Kummel点（キュンメル）
へその1横指下（1.5cm）

虫垂に炎症があると腹膜がそっちにひっぱられてココが痛くなるらしい

Munro点（モンロー）
(1) へそと右の骨のゴリゴリをつないで
(2) 腹筋のわれ目チョコレートのきわと交わるトコロ

腹筋が見えるマッチョにのみ有効

② Rosenstein 徴候（ろーぜんすたいん ちょーこー）

皿の圧痛が ↓ ギャー

右側を上に ウギャー ギャー

こーすると より圧痛が強くなる

たぶん皮膚と虫垂の間にあるよけいなもの（腸やら腹膜やら）が重力で下に落ちるため刺激がダイレクトにひびく

遠い → おちて近くなる

③ Markle テスト（マークル）

① 立って ピッ
② 両足のかかとを上げて〜 つま先立ち！↑
③ ドスンとかかとを床に落とす ドン
④ いてて

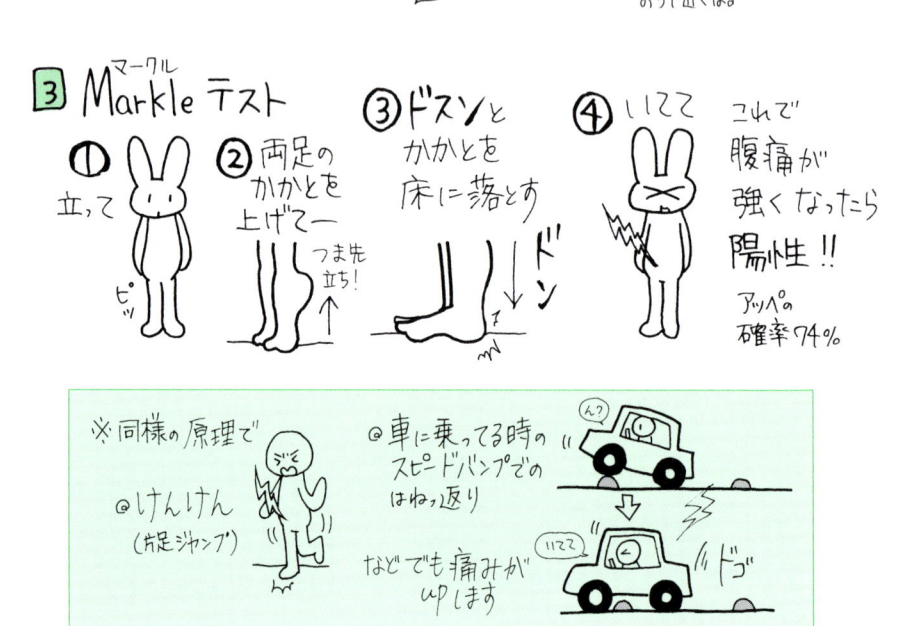

これで腹痛が強くなったら**陽性!!**

アッペの確率 74%

※同様の原理で
@けんけん（片足ジャンプ）
@車に乗ってる時のスピードバンプでのはね返り
などでも痛みがupします

①〜③まで check して陽性ならもう 虫垂炎 となかば確信して

採血＆エコー＆造影CTに送っていいです。外科にも電話だ‼

ここから先は オプション。検査ができないよーな特殊環境（孤島・船の上・飛行機・戦場・被災地・一人診療所・江戸時代にタイムスリップなど）で役に立つテクニックだヨ！

④ Rovsing徴候（ろぶしんぐちょーこー）　左側を押すとなぜか右下の腹が痛くなる

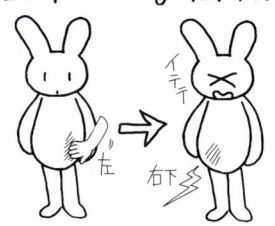

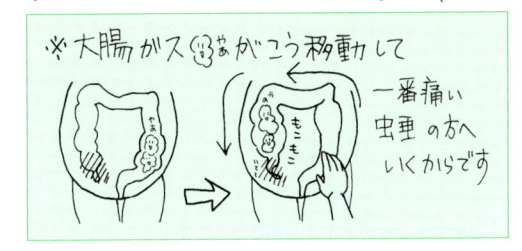

※大腸ガスがこう移動して 一番痛い虫垂の方へいくからです

⑤ 直腸診

虫垂が後ろ側にまわって、直腸の真横にすっぽりおさまっていることがあります。（小児によくある）

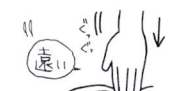

するとお腹を上からおしてもあんまり痛みがはっきりしないけど……

直腸診でケツの穴の中の右側をおすと痛い‼ってことがあります（9時の方向の圧痛）

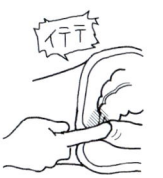

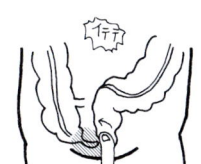

小児の腹痛で、どうもはっきりしないな！チクショー！って時にオススメです。ただし直腸診は患者さんが帰宅してからインターネットで「盲腸で直腸診されたんですけど、それって普通なんですか？変態医者じゃないですか？」みたいな言いがかり質問をしちゃうくらい、患者さんにとっては抵抗がある＆我々にとってもめんどくさい手技です。きちんと説明してからやろう。

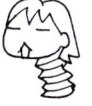

直腸診のやり方はこのあとやるよー

⑥ 腸腰筋徴候（ちょーよーきん）　腸腰筋を動かすと痛いってこと

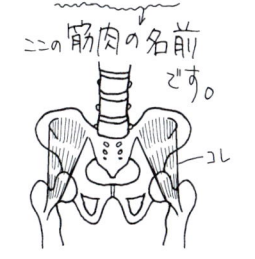

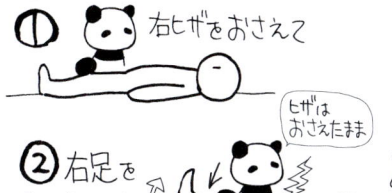

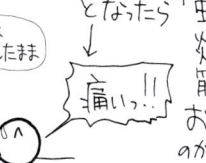

ここの筋肉の名前です。　コレ

① 右ヒザをおさえて

② 右足を上げてもらう（ヒザはおさえたまま）

となったら「虫垂炎の炎症が筋肉までおよんでいるのか！？」と考える

痛いっ‼

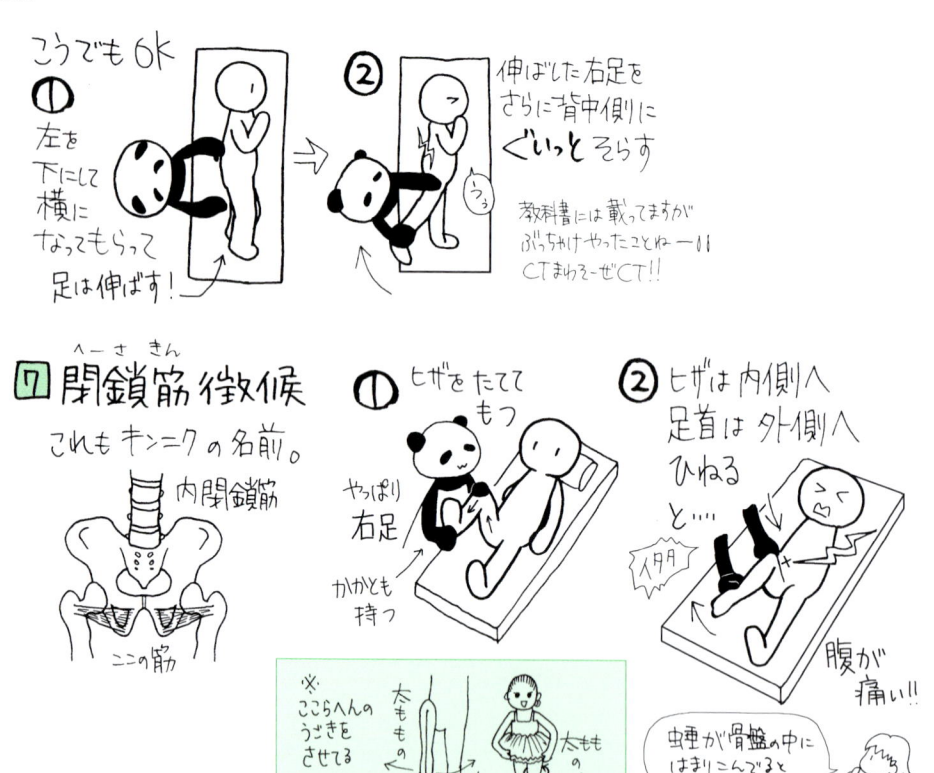

118

| 体のみかた | 顔面のみかた | 頸のみかた | 胸のみかた | **腹のみかた** |

こうでも OK
① 左を下にして横になってもらって足は伸ばす！

② 伸ばした右足をさらに背中側にぐいっとそらす

教科書には載ってますが ぶっちゃけやったことねー!! CTまわろーぜCT!!

[7] **閉鎖筋徴候（へーさきん）**
これもキンニクの名前。
内閉鎖筋
ここの筋

① ヒザをたててもつ
やっぱり右足
かかとも持つ

② ヒザは内側へ 足首は外側へ ひねると…
イタタ
腹が痛い!!
虫垂が骨盤の中にはまりこんでると ありえます

※ここらへんのうごきをさせてる
太ももの内旋
外旋
太ももの外旋

オペってかんたん？

早く見付けられれば 抗生剤内服ですんだり
（これを一般的に「盲腸を散らす」といいます）
手術になってもこのくらいの手術痕（オペスカー）ですみます。

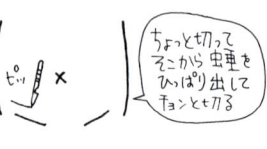

ピッ ×
ちょっと切ってそこから虫垂をひっぱり出してチョンと切る

遅くなって汎発性腹膜炎状態になってから見付かると
ガッと切らないといけません。
×

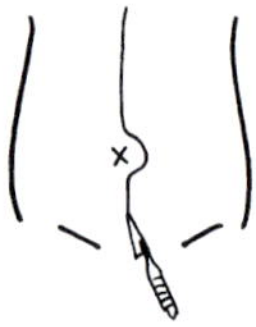

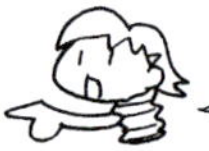

さらに発見が遅れると体じゅうにバイ菌がまわって下手するとオペしても**死にます。**
よって**少しでも早く**見付けるのが大切！

特に子供・妊婦・すげぇ肥満だと
・虫垂の位置が普通と違う
・症状がわかりにくい ・進行が早い
・検査がしにくい
・手術もやりにくい etc の
要素が重なって重症化することが多いです

〜直腸診〜 つまりケツの穴のみかた

みんなおまたせ!!
(待ってねーと)

業界用語で digital（ジギタール）とも言います（「指」って意味。ドイツ語よみ。ケツの穴に指を突込むから）

🌸 なにが悲しゅうてケツの穴を……

いやー、診られる方はかなりイヤですよね。診るのは 1日で飽きますけども。このギャップはなかなか埋まりませんし、なんとも説明しようがありませんが、とにかく医療者は「**患者さんはコレ、すごく恥ずかしいんだ**」ってことを忘れずにネ♡

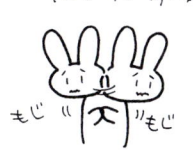

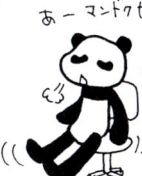

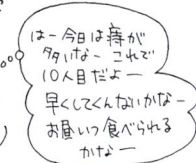

もじ "大" もじ

あー マンドクセ
((はー今日は痔が多いなー これで10人目だよー 早くしてくんないかなー お昼いつ食べられるかなー))

そう思っても態度に出しちゃダメよ たんたんとネ

🌸 なんでそんなトコ見るんですか？

(目的は3つ!!)

(1) **ケツの穴自体**の病気。← これはそのまま。実にわかりやすい
　（痔・大腸がん・ポリープなど）

(2) ケツの穴の**近く**の病気。← ケツの穴自体には何の異常もないため、患者さんに「えっ!?なんでこんなことされるの!?」と誤解されやすい。よーく説明すること。
　（膣・子宮・前立腺・虫垂など）

(3) むしろ**ウンコ**が見たい
　（便の色が変わる病気。腸重積・消化管出血など）
　← その場で「ウンコしろやコラ!!」と言ってもそりゃ無理です。出るわけないよネ。肛内に指を突っ込めば必ず少しはウンコがくっついてくるので、それを checkすると手取り早いです。

🌸 基本はこのポーズ

ふつうの診察台やふつうのベッドでケツの穴を見たいときにいちばん便利なポーズです。つまり一番普通の、よくあるシチュエーション。

120

| 体のみかた | 顔面のみかた | 頸のみかた | 胸のみかた | **腹のみかた** |

左側臥位
またの名を シムズ体位
左側を下にして横になること

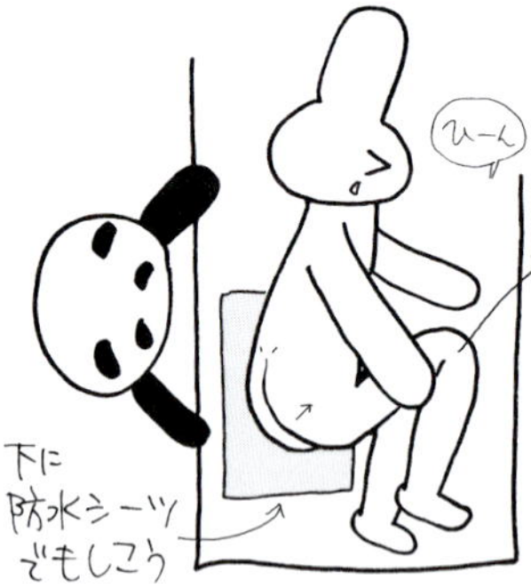

上の足(右足)を強めに曲げると上のケツの肉が→こっちにひっぱられてケツの穴が見やすくなります

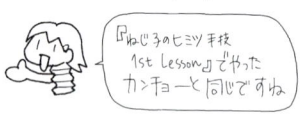

下に防水シーツでもしこう

『ねじ子のヒミツ手技 1st Lesson』でやったカンチョーと同じですね

※ 入口じゃないよ、出口だよ。

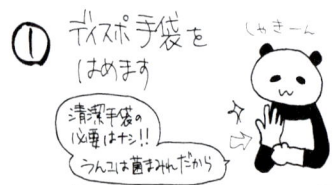

① ディスポ手袋をはめます しゅきーん
清潔手袋の必要はナシ!!
うんコは菌まみれだから
※ 右手(利き手)だけでもいいといえばいいです

② 尻の肉をよけてよく見ます。 ぐい、むにっと!!

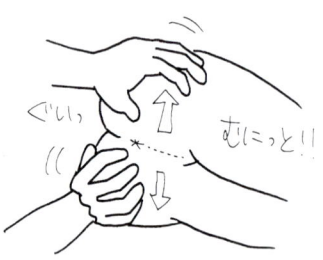

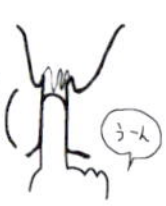

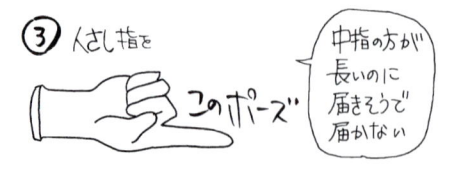

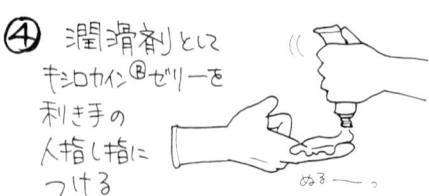

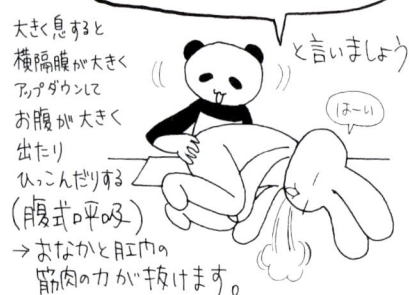

③ 人さし指を このポーズ
中指の方が長いのに届きそうで届かない

④ 潤滑剤としてキシロカイン®ゼリーを利き手の人指し指につける ぬるーっ

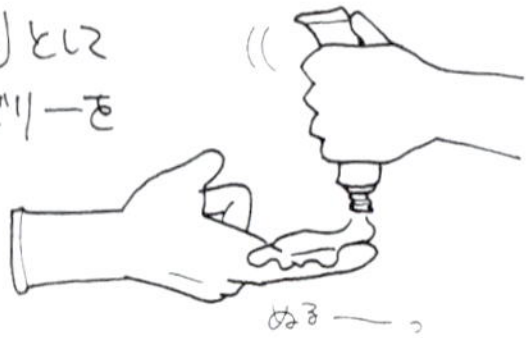

⑤「口で息をして下さーい」と言いましょう
大きく息すると横隔膜が大きくアップダウンしてお腹が大きく出たりひっこんだりする
（腹式呼吸）
→おなかと肛門内の筋肉の力が抜けます。
はーい

⑥「指入れますよーー」と言ってから入れましょう 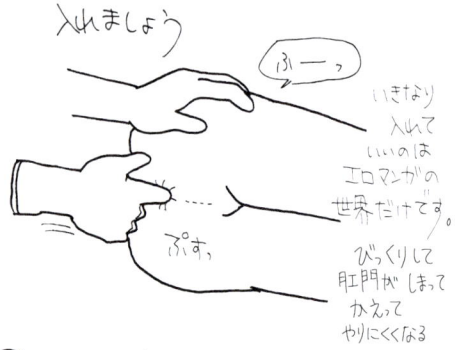
ふーっ ぷす、
いきなり入れていいのはエロマンガの世界だけです。
びっくりして肛門がしまってかえってやりにくくなる

⑦ 最初の2〜3cmは狭いです（肛門管） つつ〜 ふーん

⑧ それ以上奥へ行くと広くなります ⇨ 直腸へ入った!!

⑨ とりあえず一気に 指を根元までぜんぶ入れてから
　ぐるっと一周 して 何かないか check
　　　　　　　　　　　　　　　　　　くるん　くるん

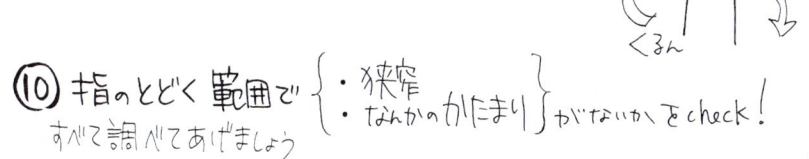

⑩ 指のとどく 範囲で {・狭窄 ・なんかのかたまり} がないか をcheck！
　　すべて調べてあげましょう

　ぶっちゃけ **ガンか否か**。それにつきるのよ。痔は見逃したってどーということはないけど、ガン見逃したら人生変わっちゃうわな。念入りに探せ！！

⑪ 次に12時の方向を ♂♀ともに check しよう
　　　　　前がね。♂なら玉袋の方向、♀なら膣の方向

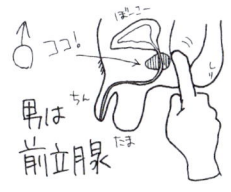

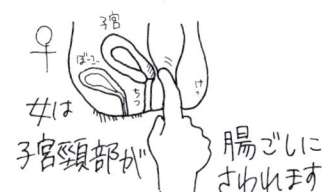

　♂ ココ！　　　♀
　男は ちょ　　　女は
　前立腺 たま　　子宮頸部が　腸ごしに さわれます

　どっちも正常ならやわらかーいハズ。
　ごりっとした岩みたいなのが
　ふれると ヤバイ↑ガンかも。

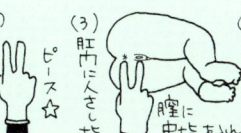

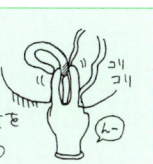

　※女性のみ ここでゴリゴリをさわったら 双合診をします
　(1) 手袋をとりかえて
　(2) ピース☆
　(3) 肛門に人さし指・膣に中指を入れる
　(4) 2本の指で ゴリゴリをはさんで 固さや大きさを check しよう

⑫ ゆっくりと抜きながら
　「**できもの**」やヘンなものが ないか check しましょう

　「まずは奥まで一気に入れる」
　「観察や処置は抜きながら、帰り道にやる」
　のが 腸に 管を入れる 管モノの基本です。
　指でも 内視鏡でも 何でもそう。

⑬ 指についた **うОこを 忘れずに 見ましょう**。
　・すんげー鮮やかな血 → すぐ近くから出血 している（ぢ・直腸ガンetc）
　・赤黒いうんこ → 大腸くらいで出血してる（そこそこ近く。大腸くらい）
　・まっ黒のうんこ → 胃＆十二指腸など
　　　　　　　　　 かなり上の方で出血してる（上部消化管出血）

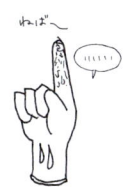

　　　　　　　　　　　　　　　　　　　　　おしまい。

❀ ちなみに解剖はこんなん

肛門は ㊙ 肛門括約筋 なので 自分でキュッとできる。キュッとなってて狭い
直腸は ㊙ 肛門括約筋 なので 自分ではしまらない。広い

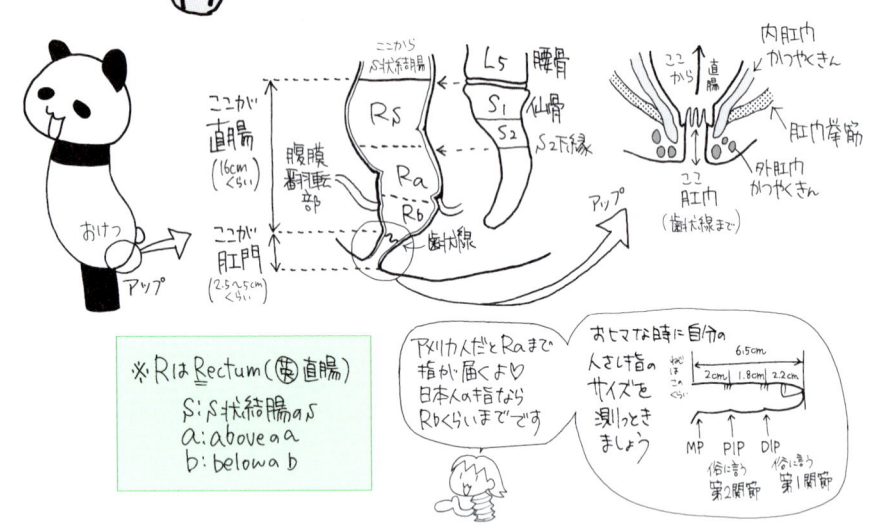

※ RはRectum (⊕ 直腸)
S: S状結腸のS
a: above a a
b: below a b

アメリカ人だとRaまで
指が届くよ♡
日本人の指なら
Rbくらいまでです

ヒマな時に自分の
人さし指の
サイズを
測っとき
ましょう

- 腹膜より上がRa、腹膜より下がRb。つまり
- Raは腹腔の中 } ってことになります。→ オペの方法が違う！！
  Rb 〃 外
- つまりRbとRaのどっちに ガンがあるか、でオペの仕方が全然違うのだ。
- でも 腸の内側から腹膜なんてわかりません。当然指入れてもわかんない。
- 何かあったらどうせ大腸内視鏡を入れることになるので、そこでcheck します。
- 何か見付けたら

『歯状線から ○cmの
  ●時方向に××あり』

と カルテに書こう

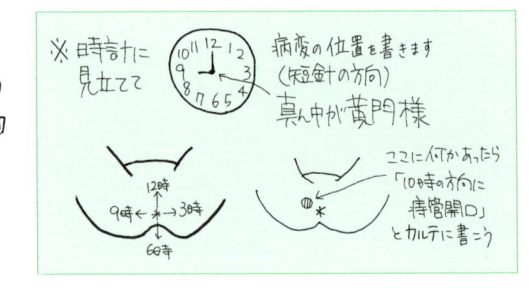

※ 時計方向に見立てて

病変の位置を書きます
(短針の方向)
真ん中が肛門様

ここに何かあったら
「10時の方向に
痔瘻開口」
とカルテに書こう

ねじ子のぐっとくる体のみかた 123

🌿 いろんな体位 ♡ もっと詳しく見たい時にオススメ

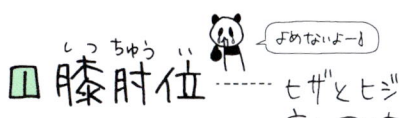

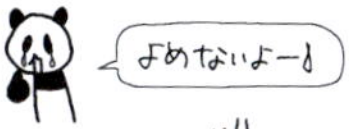

1 膝肘位(しっちゅうい)
またはヒザとヒジを床についたポーズ

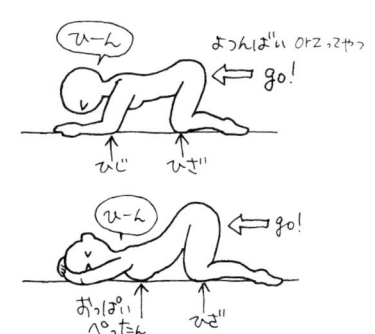

よめないよー

膝胸位(しっきょーい)
ヒザと胸を床についたポーズ

よっぱい orってやつ
ぴーん → go!
よつんばい
ひじ ひざ

ぴーん → go!
おっぱいぺったん ひざ

どちらも肛門＆直腸を見やすい体位。

肛門鏡(こーもんきょー) を入れて中をじっくり見ましょう

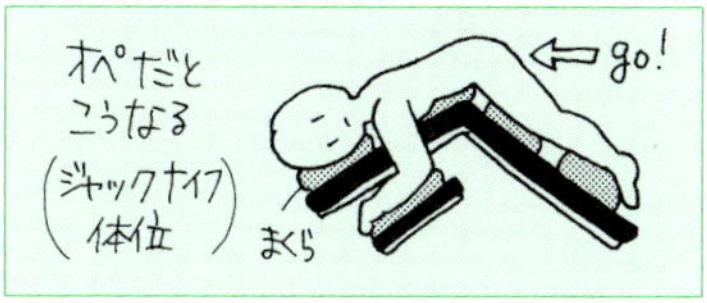

オペだとこうなる
ジャックナイフ体位
← go!
まくら

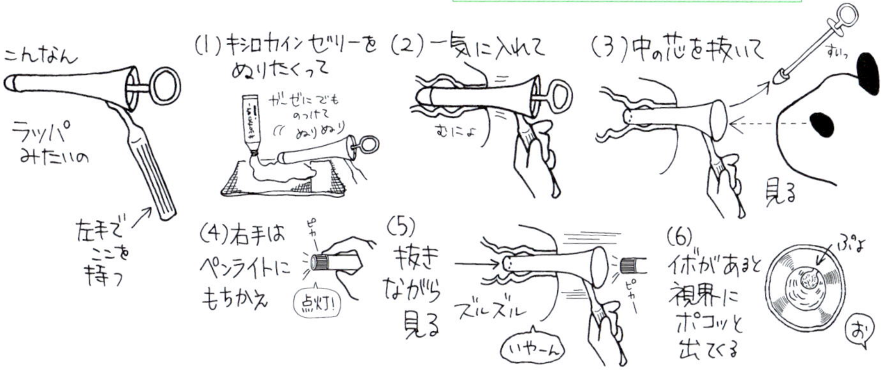

こんなん
ラッパみたいの
左手でここを持つ

(1) キシロカインゼリーをぬりたくって
ガーゼにでものっけてぬりぬり

(2) 一気に入れて
むにょ

(3) 中の芯を抜いて
すぃ
見る

(4) 右手はペンライトにもちかえ
点灯!

(5) 抜きながら見る
ズルズル
いやーん

(6) イボがあると視界にポコッと出てくる
ぷよ
お!

2 ~~正常位~~ 砕石位(さいせきい)

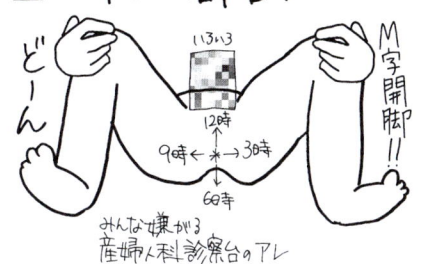

どーん
M字開脚!!
いろいろ
12時
9時 ⇔ 3時
6時

みんな嫌がる産婦人科診察台のアレ

切石位(せっせきい)とか截石位(せっせきい)とかも言いますが全部同じポーズのこと。前立腺や膣・子宮が一番見やすい。

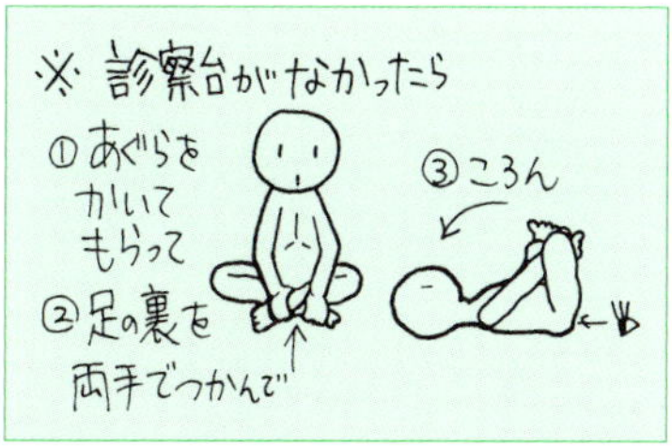

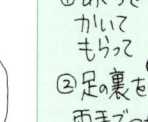

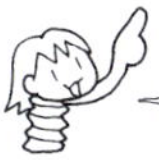

生殖器はこっちのが観察しやすいので産婦人科＆泌尿器科ではこのポーズをとることが多いです。それ用の診察台が必須!!

※ 診察台がなかったら
① あぐらをかいてもらって
② 足の裏を両手でつかんで
③ ころん

※なぜ砕石位っていうの？石を砕くの？

(1) ヒポクラテスの時代からある膀胱の結石を砕くオペの時の体位という説と

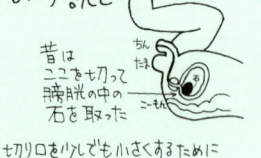

昔はここを切って膀胱の中の石を取った

切り口を少しでも小さくするために（特に♂は前立腺あるからあんまり切れない）ちょっとだけ切って鉗子をつっこんで膀胱の中の石を砕いてからとり出したのだ

当然麻酔なんてないからこう縛りつけてオペした

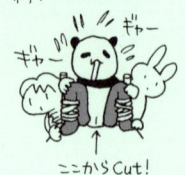

ギャー ギャー

ここからCut!

(2) 狭くて細い炭鉱で石を砕く時の姿勢に似てるからという2つの説があります

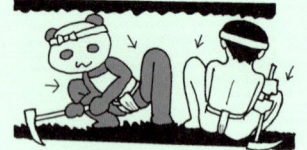

山本作兵衛センセの絵を見るとたしかにニューヨーポーズで石炭を掘ってる男小生がタタいっすね

❀前立腺はこうさわろう。

気合入れて前立腺をみる時は**砕石位**がイチバンです。

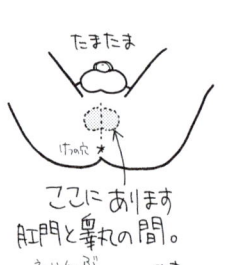

たまたま
けつ穴
ここにあります
肛門と睾丸の間。
「会陰部」といいます
通称：蟻の戸渡り

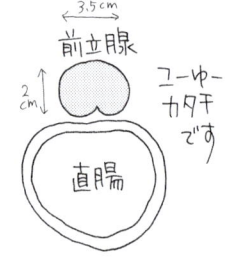

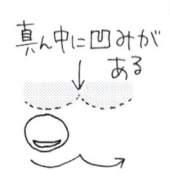

前立腺
3.5cm
2cm
ユーユーカタチです
直腸

真中に凹みがある
こうさわる

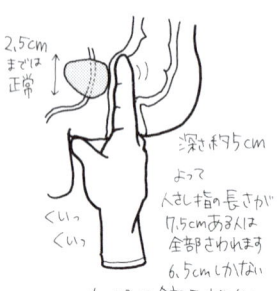

2.5cmまでは正常
深さ約5cm
よって人さし指の長さが7.5cmあるんは全部さわれます
6.5cmしかないねじ子は全部届きません
くいっくいっ

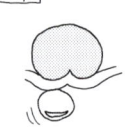

正常
表面つるつるで柔かい

前立腺癌 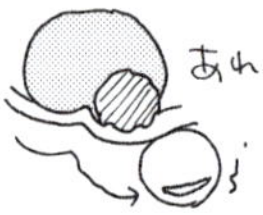
あぅん
石みたいにかたくってゴリゴリ、表面不整

前立腺肥大 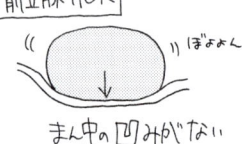
ぼよょん
まん中の凹みがない
弾性硬
（消しゴムくらいの固さ）

～手足は浮腫(ふしゅ)だけ見よう～

四肢は浮腫さえ見ときゃとりあえず十分です。一般的な内科の診察ならば。

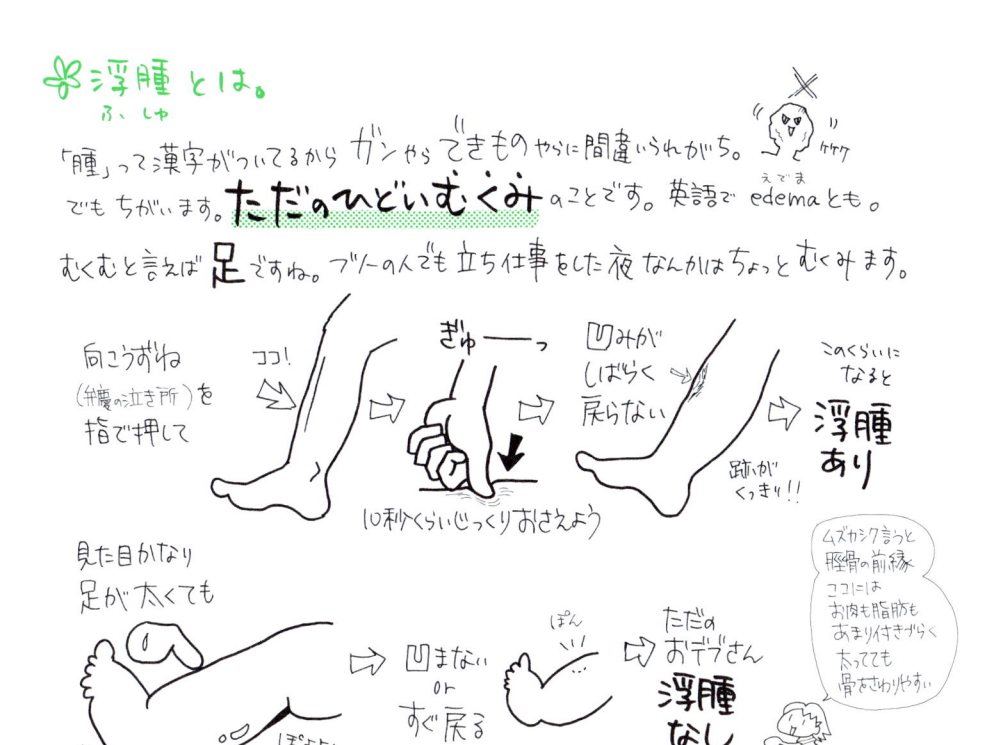

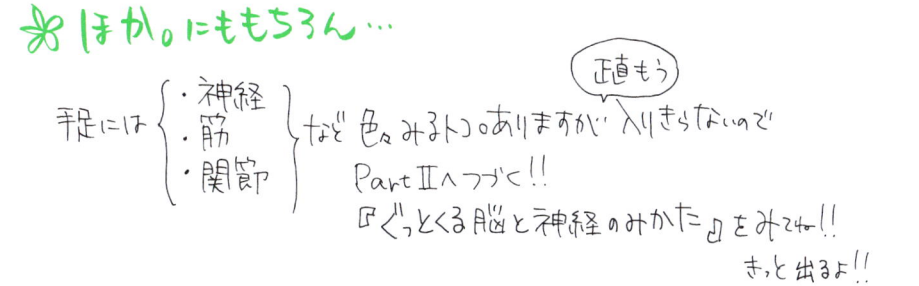

❀ 浮腫(ふしゅ)とは。

「腫」って漢字がついてるからガンやらできものやらに間違われがち。ケケケ
でもちがいます。**ただのひどいむくみ**のことです。英語でedema(えでま)とも。

むくむと言えば**足**ですね。フツーの人でも立ち仕事をした夜なんかはちょっとむくみます。

向こうずね(弁慶の泣き所)を指で押して → ココ！ → ぎゅーっ(10秒くらいじっくりおさえよう) → 凹みがしばらく戻らない → このくらいになると **浮腫あり** 跡がくっきり!!

見た目かなり足が太くても ぽよよん → 凹まない or すぐ戻る → ぽん ただのおデブさん **浮腫なし**

ムズカシク言うと脛骨の前縁
ココには お肉も脂肪もあまり付きづらく 太ってても骨をさわりやすい

❀ ほかにももちろん…

手足には { ・神経 ・筋 ・関節 } など色々みるトコあリますが(正直もう)入りきらないのでPartⅡへつづく!!
『ぐっとくる脳と神経のみかた』をみてね!!
きっと出るよ!!

126

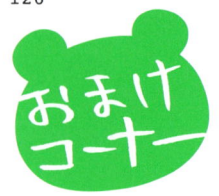

おまけコーナー 〜ねじ子のかんたんイラスト講座2〜
カルテのイラストはこう描くべ

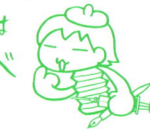

⑤ 手足を描きたい
時はこんなの →
めんどくせーので
スタンプを使うのが
おススメ

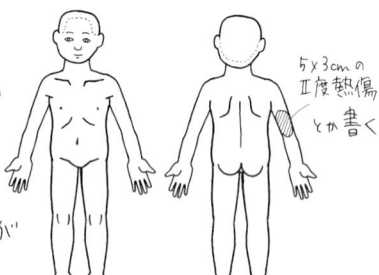

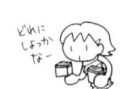

5×3cmの
Ⅱ度熱傷
とか書く

外来にはこんなハンコがいっぱいあります
どれにしよっかな〜

おマケ ⑥ 鼻

鼻を見るには鼻鏡
耳を見るには耳鏡
使います。詳しいやり方は
『ねじ子のヒミツ手技
2nd Lesson』
鼻・耳の救急の章へGO!!

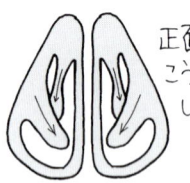

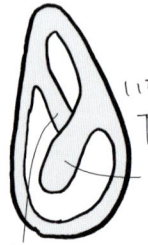

← 鼻の中には
← 3つの
← ヒダヒダが
  出てる

正面から見ると
こうクロス
している

いちばんでっかい
下鼻甲介が
ドーンと
手前にあって

アレルギー性鼻炎
だとここが
腫れあがる

ここ 中鼻道
ここ 下鼻道

こっちが空気の
通るスペース

楽ちんに
描くならこう

奥に小さめの
中鼻甲介が
ぶら下がっている

※上鼻甲介は
肉眼ではほとんど
見えません

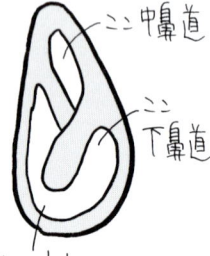

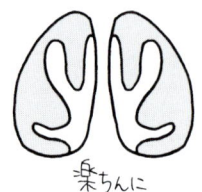

⑦ 耳

鼓膜のイラストを
こんな風に
描きましょう

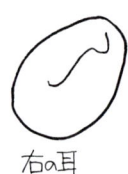

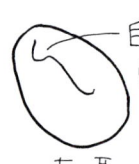

右の耳　左の耳

白いツブ
(ツチ骨という)が
ここに透けて見える

体のみかた

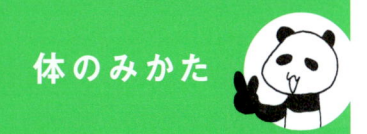

巻末繰言

こーやって
首に →
かけてると

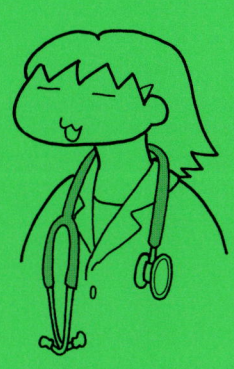

直接皮フにふれてる部分の
チューブが油脂分で
硬化して割れてしまいます

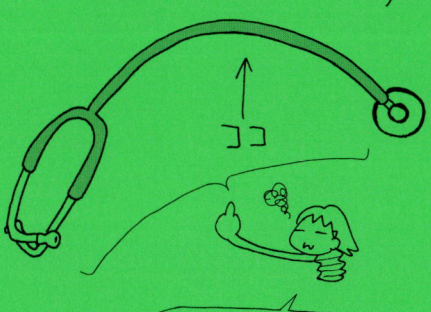

↑
ココ

ここまで交換するハメになる
とっても高い……。
チューブだけって売ってないのよ

あ と が き

　最後に、**「検査」**の立場について書いてみます。

　ホームズやワトソンの時代と違い、今は数々の優秀な「検査」がある時代です。採血などの化学的検査・X線やCTやMRIなどの画像検査の発達によって、科学的で客観的な「証拠」がどんどん集められる時代になりました。自動で勝手に「異常だよ！」と診断までしてくれる検査機械も、どんどん増えています。心電計に内蔵されてる自動判断機能なんて、はっきり言って、ねじ子よりも数倍優秀です。てへ。ともすれば我々は、その便利さと正確さにかまけて、体の所見をみることを忘れがちになります。患者さんの顔色なんて二の次、データだけ見てればいいや！っていう状態に陥りがちです。

　また最近は、患者さんも医者を信用できなくなってきていて、検査偏重主義の傾向があります。確かに、私なんかの感覚よりも、検査の方がずっと正確で正しいような気がします。それは、ある程度「その通り」なんだと思います。ややもすると検査に頼りっきりになってしまい、機械に頼らずに診断に辿り着く力が、どんどん落ちていくかのように思ってしまいます。

　でも、きっとそんなことはありません。

　医者にとって一番重要なのは、診察によって病名を「思いつく」ことです。**どんな検査をやればいいのか？それを思いつくのは、唯一、診察によって得た情報からだけです**。誰だって、「心筋梗塞かも…」と思えば、心電図をとります。心電図をとれば、機械が自動で勝手に「心筋梗塞です」って教えてくれます。でも、問題は、**それを思いつくかどうか!!** なんです。思いつかなかったら、たとえ心電図計が真横においてあっても、「心電図をとる」ことはできません。考えが及ばないからです。病名を思いつくこと、それこそが唯一の「人間にしかできない」「機械にはできない」お仕事なのです。現代における「藪医者」は、必要な検査を「思いつく」ことのできない医者のことを指すんだと思います。

また、今は、検査によって**推理の「答え合わせ」**ができる時代です。

　一昔前は、答え合わせができませんでした。「答え」は、患者さんが亡くなった後に、解剖して初めてわかるものでした。前の患者さんの失敗体験を、次の患者さんに活かしていく……それが医者の仕事でした。しかし、それでは最初の患者さんはどうやったって救えませんよね。今は、いろいろな検査が発展して、患者さんが生きている間に、すぐに「答え合わせ」ができるようになりました。治療にも生かせるようになりました。いい時代になったと思います。

　レントゲンやCTで「答え」を見つけたら、その後で改めて診察をしてみましょう。聴いて&たたいて&触ってみましょう。最初はわからなかった所見も、「そこにある」と思えば、不思議と拾えるようになります。「肝硬変だって。CTを見たら肝臓が大きかったな。どれどれ。…なるほど、この心窩部に触るのは肝臓か!」という感じで、感触を覚えましょう。そうすれば次は、画像を見る前に、診察の段階で「固い肝臓が触れている」ことに気が付けるようになります。そうやって数をこなすと、だんだん目が、耳が肥えていくのです。繰り返せば繰り返すほど、診断力が上がっていきます。そうやって腕を磨いていきましょう。

　正直言って、普段はあまりその技術は役に立ちません。地味い〜な自分磨きです。でも、いざという時にそのテクニックは必ず役立ちます。大災害が起こって、あらゆる検査ができなくなったとしても、立派に仕事ができます。離島に行っても、突然エレベーターに閉じこめられても、お仕事できます。戦場に送り込まれても、飲み屋で健康相談されても、飛行機内で「お客様の中にお医者様はいませんか〜!」と言われても、お仕事できます。江戸時代にタイムスリップしたってお仕事できるんです。心強いですね。診察の腕を磨けば、貴方はどこのどんな地域・どんな時代にその身一つで飛ばされても、一生食いっぱぐれることなく、医療者として生きていけることでしょう。

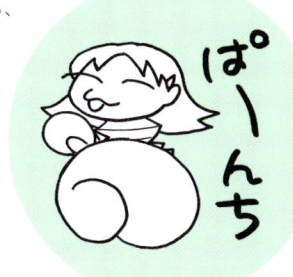

参考文献

- 奈良信雄 編：写真とイラストでみる身体所見のとり方――日常診療の基本から症候別・各科別診察まで,羊土社, 2010
- 奈良信雄 編：臨床研修イラストレイテッドシリーズ第3巻 基本手技［診察と検査］改訂第4版,羊土社, 2011
- Bickley LS著,福井次矢 日本語版監訳：ベイツ診察法,メディカルサイエンスインターナショナル, 2008
- Promedica 南山堂 医学大辞典 CD-ROM Version3,南山堂
- 池田美佳 他：当直医マニュアル2013 第16版,医歯薬出版株式会社, 2013
- 寺沢秀一・島田耕文・林寛之：研修医当直御法度 第5版,三輪書店, 2012
- 月刊ナース専科 2011年4月号〜2012年4月号
- 葛飾北斎：初摺 北斎漫画(全),小学館, 2005

Heavy Rotation BGM

モーニング娘。『⑬カラフルキャラクター』『ブレインストーミング／君さえ居れば何も要らない』の収録曲集
寺門通『浮世のことなんて今日は忘れて楽しんでいってネクロマンサー』

企画・協力

総合わかりやすさプロデューサー　大上丈彦

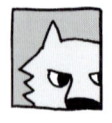

Special Thanks

校正および誤字チェックの梵天ゆとり先生、医療情報提供のO君、
Photoshopアシスタントをして下さったT君とTM君とY君、販売のお手伝いをしてくれたK君とTB君とTさん、
この本の書籍化に尽力してくださった医学書院の石塚純一さん、
医学書とは思えないほどかっこいいデザインを仕上げてくださったナルティスの橋本清香さん、
この本を読んでくださった方々、私の制作物を一回でも手に取ったことのある方々、
ホームページをいつも見に来てくださる皆さん、最愛の家族、友人、愛しい金沢印刷様、
コミックマーケットのスタッフの皆さん、ナース専科編集部の皆さん、MEC編集部の皆さん、
ソフトバンククリエイティブの皆さん、みかさん、その他各所の編集の皆々様方、
いつも暖かい応援をしてくださる三省堂書店神保町本店様、敬愛するサー・アーサー・コナン・ドイル、
シャーロック・ホームズとジョン・H・ワトスン先生、野口悠紀夫先生、上野千鶴子先生、小倉千加子先生、
いつも心に一人のナンシー関を、EeePC、秀丸エディタ、近所のマックとデニーズ、出張中の小倉のホテル、
いつだって深海に沈んでいる私をすくい上げてくれるモーニング娘。とつんく♂とHello! Project、
田中れいなchanの卒業コンサートに仕事で行けなかったよう、
「なんで私こんな日に病院にいるんだ!!」って思ったよう、夏はスイカ、ご飯はカレー、黒糖梅酒が旨すぎて倒れそう、
菊水ふなぐち一番しぼり生原酒、どんなにつらいところでも、萌えさえあれば生きていけます。
徹夜でギリギリで、いつまでも終わりそうにない作業に朦朧としていても、「ああきっと同じ空の下のどこかで、
井上雄彦先生(神)や小畑健先生(神)も締切に追われながら漫画を書いているんだ」と思うと、
何故だか無性に頑張ることができます。私ごときがおこがましいことですが。

本書は、森皆ねじ子著『平成医療手技図譜　診察編』を全面的に加筆修正し、編集し直したものです。

索引

数字・欧文

I音　71,73,78
II音　71,73,78
III音　86
IV音　86
A弁　76
CVA　112
IVH(中心静脈カテーテル)　56
M弁　76
P弁　76
T弁　76

あ

亜急性甲状腺炎　46
悪性腫瘍　51
圧痛　52,103,108,115
胃がん　52
イヤーチップ(イヤーピース)　21
イレウス　101
インフルエンザ　37
ウィーズ(wheeze)　89
ウィルヒョー転移　52
右室負荷　68
うっ血性心不全　55
会陰部　124
えくぼ症状　93
黄疸　30

か

顔のみかた　28
拡張期　73
拡張期の雑音　84
ガス腸管　25
風邪　35
画像検査　114
画像診断　23,101

カルテの書きかた、肝臓　110
───、頸部　56
───、口腔　37
───、呼吸　87
───、呼吸音　92
───、心音　84
───、乳　94
───、腹部　98,110
───、胸(正常)　86
───、目　32
眼球結膜　29
眼瞼結膜　29
肝硬変　110
間質性肺炎　90
灌水様雑音　84
間接対光反射　31
感染　36
肝臓　24,108
肝肥大　66
気管　56
気管呼吸音　87
気管支喘息　90
気管支肺胞呼吸音　87
気管偏位　56
衣ずれ　91
逆流性雑音　83
吸気　90
急性胆嚢炎　111
急性腹症　98
胸骨角　64
胸鎖乳突筋　42,48
胸部の触診　67
胸部の打診　66
胸壁拍動　68
胸膜炎　66
胸膜摩擦音　91
近見反応　32
筋性防御　105,106
緊張性気胸　56

駆出性雑音　83
口の開けさせかた　34
口のみかた　32
頸のみかた　42
首のリンパ節　47
クラックル(crackle)　89
クリア(clear)音　23
グル音　101
脛骨の前縁　124
頸静脈　53
頸静脈の怒張　54
頸動脈　53
頸部、頚部　42
結膜　29
結膜炎　29
剣状突起　64
健診　75
口蓋扁桃　33
口蓋扁桃の腫脹　35
口腔　28
虹彩　30
甲状腺　43,44
甲状腺機能亢進症　46
甲状腺機能低下症　46
甲状軟骨　43
肛門　122,123
コースクラックル　89
項部硬直　57
呼気　90
呼吸　87
呼吸音の異常　89
呼吸性不整脈　79
コップリック(Koplik)班　37

さ

細菌感染　36
砕石位　123
鎖骨上リンパ節　50,95

雑音　85
雑音が聴こえたら、胸　81
雑音のタイミング・種類　82
三尖弁　72,76
三尖弁狭窄　85
三尖弁閉鎖不全　85
痔　119
子宮頸部　121
しこり、乳　96
視診　15,16
視診、腹部の　98
失神　53
膝肘位　123
収縮期　73
収縮期の雑音　82
手術の痕　100,118
腫瘍　51,57
上室性不整脈　81
上部消化管出血　107
触診　15,**25**
　──、胸部の　67
　──、腹部の　103
シムズ体位　120
腎盂腎炎　113
心拡大　77
診察　15
心雑音　71,74
心室　71,73
心室中隔欠損症　85
心室瘤　68
侵襲　26
振水音　102
振戦　67
心尖拍動　67
心臓　69
腎臓　112
心臓の音　71
身体所見のとりかた　15
心タンポナーデ　55

心電図　81
心房　71
心房細動(Af)　81
心房中隔欠損症　85
水泡音　89
髄膜炎　61
髄膜刺激症状　57,61
スポーツ心臓　77
スリーパーホールドのしくみ　54
声音振盪　68
舌圧子　33
切石位、截石位　123
蠕動音　101
前立腺　121,124
僧帽筋　42
僧帽弁　72,76
僧帽弁狭窄　74,85
僧帽弁閉鎖不全　74,85

た

対光反射　31
大動脈狭窄　85
大動脈閉鎖不全　85
大動脈弁　74
大動脈弁閉鎖不全　74
大動脈瘤　68
打診　14,**22**
　──、胸部の　66
脱衣　70
ダル(dull)音　23,66
胆石発作　111
断続性ラ音　89
乳のみかた　93
中心静脈カテーテル(IVH)　56
虫垂炎　105,114
腸音　101
聴診　14,**18**
　──、肺の　88

　──、腹部の　101
聴診器　18,73
聴診器のあて方、胸　76
聴診器のしくみ　19
聴診器の使い方　20
聴診の流れ、胸　78
腸閉塞　100
腸腰筋徴候　117
直接浸潤　93
直接対光反射　31
直腸がん　121
直腸診　117,119
手足のみかた　124
帝王切開　100
ティンパニ音　23,66
滴状心　77
デファンス　107
瞳孔　29,30,38
瞳孔計　31
動脈管開存　85
怒張　54

な

にせものの雑音　91
乳がん　93,**95**
尿路結石　113
妊娠　83,99,115
熱　35,83
捻髪音　89,91

は

肺　68,87
肺炎　66
肺肝境界　65,66
肺気腫　66
肺線維症　90
肺動脈弁　72,76

肺動脈弁狭窄　85
肺の聴診　88
肺胞呼吸音　87
白苔　36
麻疹　37
橋本病　46
バセドウ病　46
波動　102
腹が固い　106
腹のみかた　98
反跳痛　104
汎発性腹膜炎　106
脾腫　111
脾臓　111
左側臥位　68,86,120
瞳　30
表面滑　51
表面不整　51
貧血　29,83
ファインクラックル　89
腹痛　104,107
腹部大動脈瘤　102
腹部の視診　99
　　──の触診　103

──の聴診　101
──の動脈　101
腹膜刺激症状　104,105
浮腫　124
不整脈　81
ブラジャー　70
分泌物、乳　94
閉鎖筋徴候　118
ベル型　18,19
ベルクロラ音　89
ヘルパンギーナ　37
弁　71,74
便　119,121
扁桃腺の腫れ　35
扁桃の大きさ　36

ま

マークルテスト　116
マーフィー(Murphy)徴候　111
膜型　18,19
末梢の脈　80
むくみ　124
胸の音　69,76

胸のみかた　64
目、眼　29
迷走神経麻痺　37
メデューサの怒張　100
盲腸　105,108,115
モビッツⅡ型　81

ら

リズム、脈の　79
リズムの異常　81
良性腫瘍　51
リンパ腫　51
リンパ節　42,47,50
　　──、首以外　52
リンパ節転移　95
レバイン(Levine)分類　82
連続性ラ音　89
ローゼンスタイン徴候　116
肋骨のさわり方　64
ロブシング徴候　117
ロンカイ(rhonchi)　89

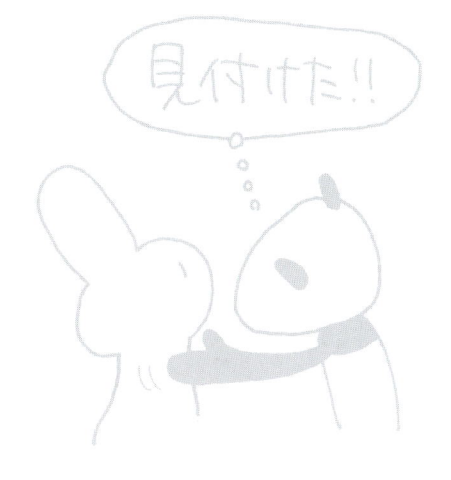

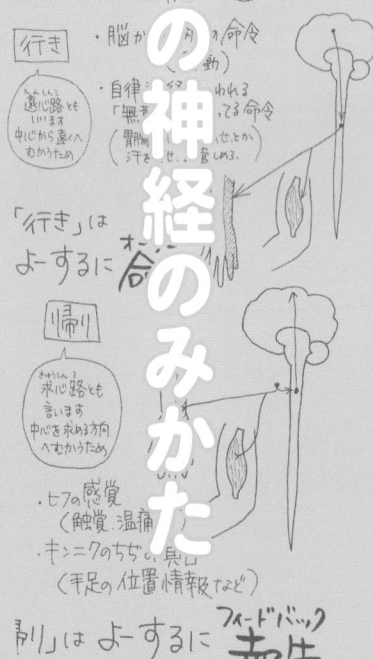

こちらもおすすめ！

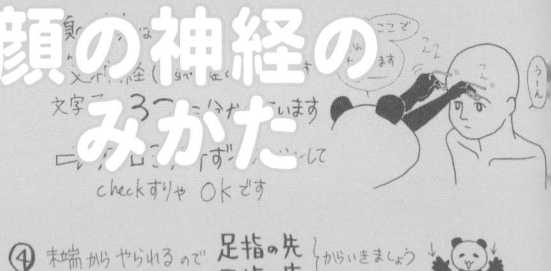

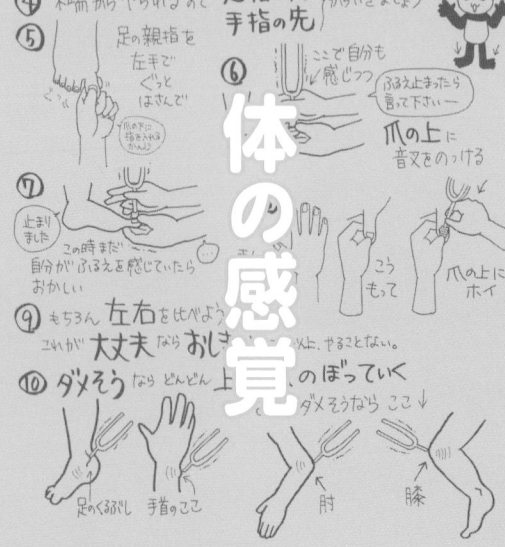

脳、それは最後

ねじ子の ぐっとくる
脳と神経のみかた

A5判、136頁、2色刷り、定価：本体1600円＋税 [ISBN978-4-260-01772-8]

のフロンティア。

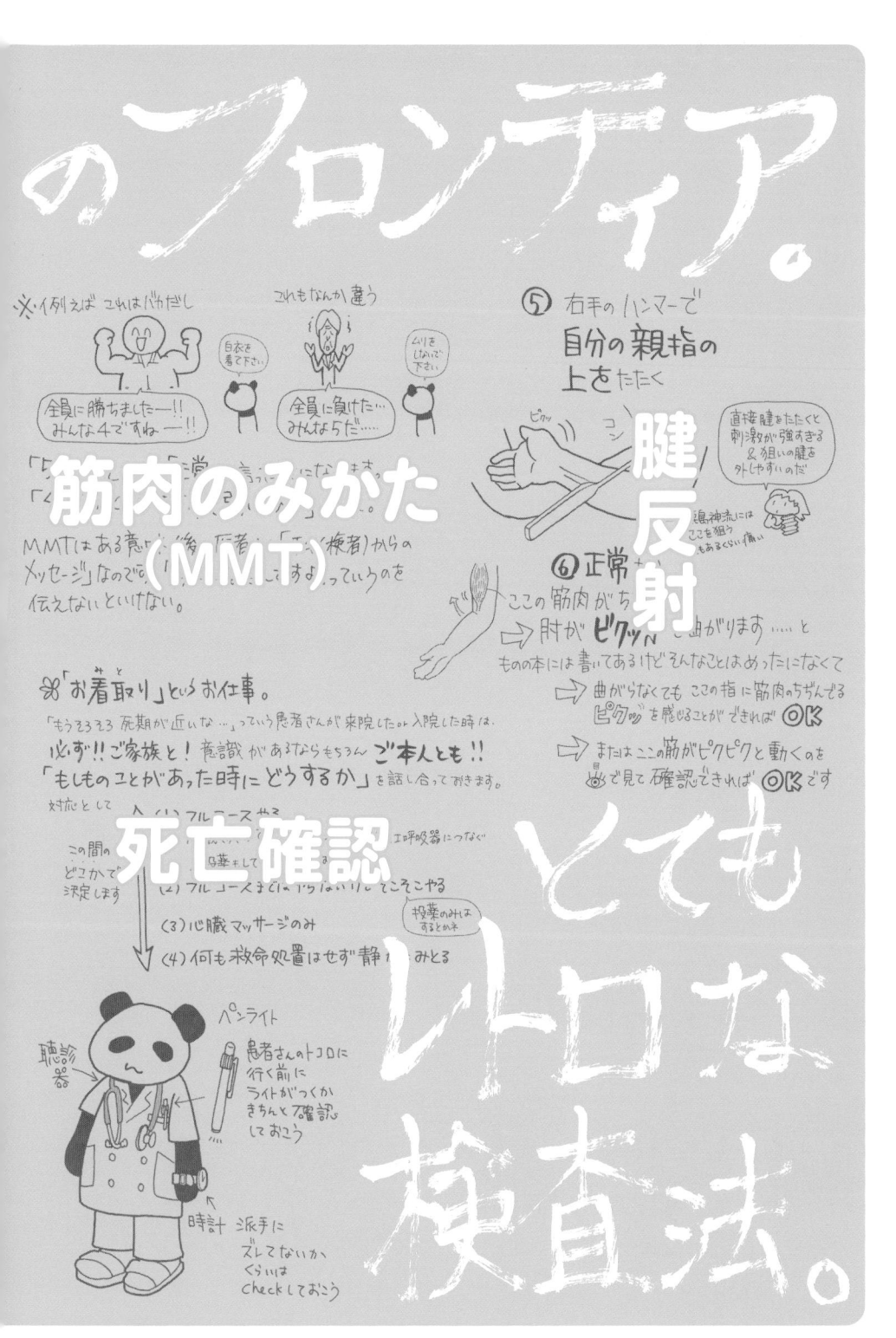

※イ例えば これはバツだし

全員に勝ちましたー!!
みんな4ですねーっ!!

白衣を着て下さい

これもなんか違う

全員に負けた…
みんな5だ……

ムリをしないで下さい

⑤ 右手のハンマーで
自分の親指の
上をたたく

ピクッ コン

直接腱をたたくと
刺激が強すぎる
&狙いの腱を
外しやすいのだ

筋肉のみかた (MMT)

腱反射

遍神流には
ここを狙う
こともあるくらい痛い

MMTはある意味"後"(在者)、"こいつ(検者)からのメッセージ"なので"~~"っていうのを伝えないといけない。

⑥ 正常
ここの筋肉がち
→肘がピクッン
曲がります……と

ものの本には書いてあるけどそんなことはめったになくて
→曲がらなくても ここの指に筋肉のちぢんでる
ピクッを感じることができれば ○K
→またはここの筋がピクピクと動くのを
目で見て確認できれば ○Kです

死亡確認

※「お看取り」というお仕事。
「もうそろそろ死期が近いな…」っていう患者さんが来院したor入院した時は、
必ず!!ご家族と!意識があるならもちろん ご本人とも!!
「もしものことがあった時にどうするか」を話し合っておきます。

対応として
(1) フルコースザ～
この間の   エ呼吸器につなぐ
どこかで
決定します
(2) フルコースまではいらないけどそこそこやる
投薬のみ
するとか本
(3) 心臓マッサージのみ
(4) 何も救命処置はせず静かにみとる

とてもレトロな検査法。

聴診器

ペンライト
患者さんのトコロに
行く前に
ライトがつくか
きちんと確認
しておこう

時計 派手に
ズレてないか
くらいは
checkしておこう

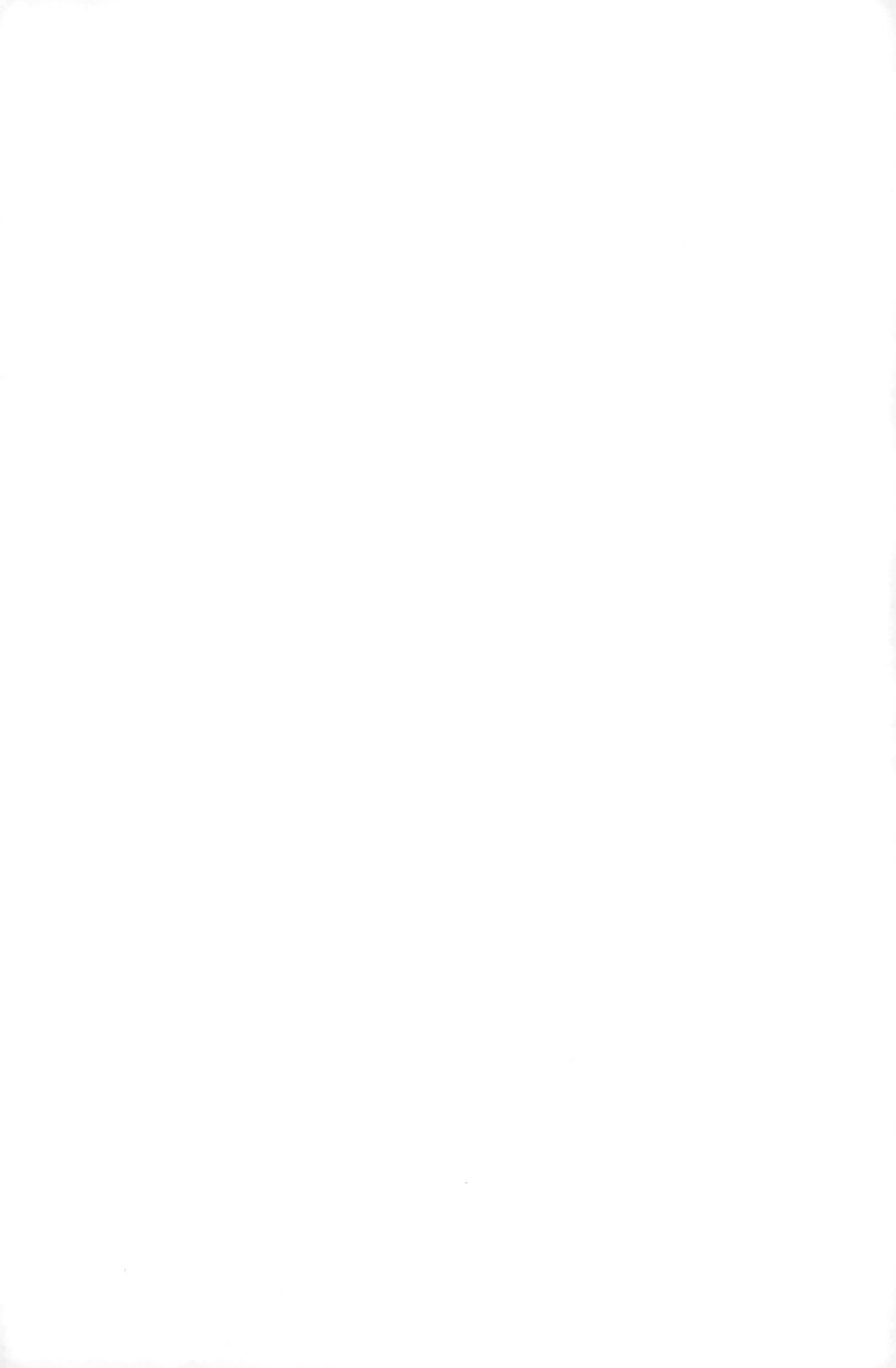